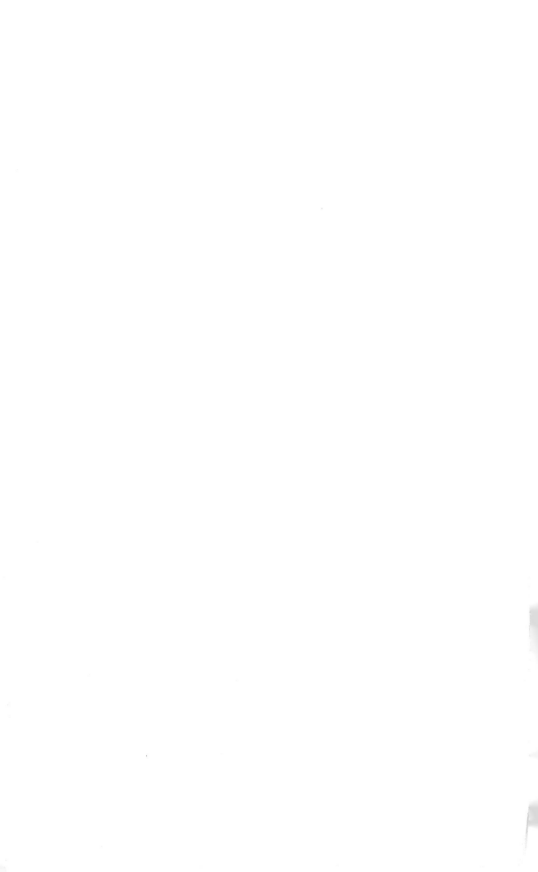

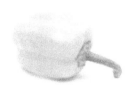

50

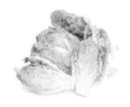

Mejores Recetas

De Ensaladas

Para Bajar de Peso

& DESINTOXICAR EL CUERPO

Deliciosas Recetas Fáciles y Saludables

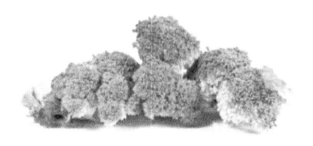

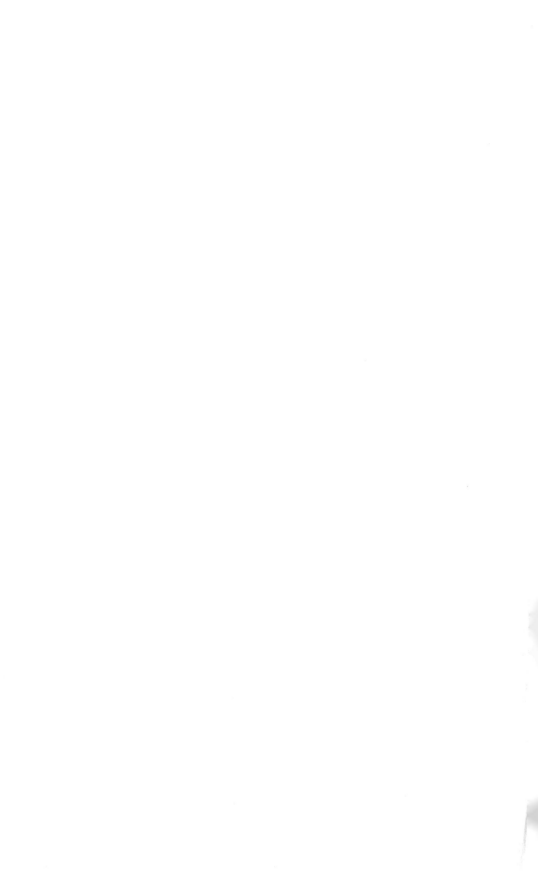

Tabla de Contenido

Descubra Por Que Adoptar Una Dieta a Base de Ensaladas y Alimentarse con Una Dieta Limpia es Bueno Para su Cuerpo

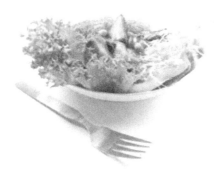

Alimentarse con una dieta limpia básicamente significa consumir alimentos en su forma más cercana a su estado natural y entero, libre de aditivos, conservantes y sin ningún agregado artificial. Para adoptar una dieta limpia usted debe consumir alimentos que sean mínimamente tratados, o no tratados en absoluto. El concepto es que la comida no provenga de una caja, envase, mezcla de empaques o bolsa. Por lo tanto, los alimentos deben provenir de la naturaleza y no de un medio por el cual se han manipulado artificialmente. Si usted compra alimentos pre-envasados, la manipulación de estos debe haber sido mínima y con ingredientes naturales y libres de químicos y preservativos. Como regla general entre más ingredientes tiene un alimento tiende a ser menos puro y limpio.

A pesar de que puede parecer sólo otra dieta de moda, "comer limpio" es en realidad una filosofía que motiva a la gente a tomar conciencia de los alimentos que comemos. El principio central es eliminar de nuestro menú todos los alimentos procesados y optar por el uso de alimentos enteros y no adulterados, como las verduras, las frutas, las legumbres y los granos enteros en su lugar. Algunas personas que llevan al extremo esta filosofía de la dieta limpia incluso eliminan los productos lácteos y / o la carne de su dieta.

¿Por qué adoptar una dieta limpia?

Porque más que un enfoque y un estilo de vida o un programa de dieta controlada, comer limpio atrae a las personas que quieren limpiar su dieta sin contar calorías, grasas y carbohidratos. Por supuesto, este tipo de dieta trae como ventaja de la pérdida de peso de forma saludable. Diversos estudios han mostrado una relación entre el consumo de alimentos procesados y la obesidad.

Es más, la evidencia sugiere que comer limpio puede hacer que la gente se sienta más saludable y con más energía, por lo que se es menos propenso a volver a comer los alimentos que se procesan. El resultado de esta ganancia en mayor energía luego de adoptar una dieta limpia resulta en un cuerpo más delgado y más sano. Bajo esta premisa puede decirse que una dieta a base de ensaladas es una dieta ideal para adoptar si se quiere tener un estilo de vida limpio y saludable con el beneficio de la pérdida de peso y la desintoxicación del cuerpo sin seguir dietas drásticas ni complicadas.

Fundamentos de una alimentación limpia:

- Beba mucha agua

La mayoría de las personas no consumen suficiente agua pura, a menudo se confunden nuestras necesidades de beber agua por la necesidad de comer. Cuando eso sucede, empezamos a comer compulsivamente, incluso cuando no tenemos hambre.

- Reduzca o elimine de sus menús los alimentos etiquetados con bajo contenido de grasa, etiquetados con "light", grasa reducida, o cualquier otro tipo de alimento procesado.

Cuando las compañías que envasan esos alimentos llamados "light" eliminan la grasa y las calorías de estos, deben reemplazarlos con productos químicos, aditivos o rellenos artificiales para mantener el mismo sabor y textura. El uso de ingredientes reales y naturales es siempre mejor para el consumo humano y siempre saben mejor.

- Alimentarse con granos enteros y mantenerse alejado del consumo de la harina blanca refinada o limitar o limitar por lo menos su consumo al máximo.

Si usted no está seguro o segura si una comida es realmente un alimento de grano entero, lea la etiqueta. Si el pan es de grano entero entonces tendrá grano entero como el primer ingrediente. Lo mismo sucede con la pasta. Una gran cantidad de pan y de todo tipos de pasta se presentan al público con un empaque que los hace ver saludables, pero si usted lee la etiqueta detenidamente, usted se dará cuenta que no son mejores que sus contrapartes refinados. No olvide consumir el arroz integral, la quínoa y otros granos enteros - que son nutritivos, abundantes y baratos como parte de una dieta limpia. Sin embargo para el propósito de este libro se hace énfasis en una dieta basada en ensaladas naturales utilizando ingredientes orgánicos libres de pesticidas. Prefiera los productos orgánicos.

- Comer frijoles, nueces y semillas.

Todos estos alimentos son ricos en nutrientes y son muy asequibles. Por supuesto, tenga cuidado con la sal y el azúcar.

- Comer muchas frutas y verduras.

Trate de comprar productos orgánicos cuando sea posible, pero si no lo puede hacer, entonces enfóquese en comer más frutas y verduras y asegúrese de lavarlas bien para limpiar los residuos de pesticidas que puedan tener estas. Si usted no tiene acceso a frutas frescas y verduras durante todo el año puede ir a la sección de congelados y conseguir estos productos. Usted puede encontrar un montón de frutas y verduras orgánicas a precios muy razonables especialmente si visita los mercados orgánicos locales en su área. Puede utilizar un producto como el citrus magic para remover los residuos de químicos de pesticidas y químicos de sus frutas y vegetales.

- Comer peces silvestres orgánicos y alimentarse con carne de res de ganado alimentado con pasto, consumir pollo y otras carnes magras. (limite el consumo de carne roja)

Esta puede ser una opción más costosa, pero en mi opinión esta es un área donde se debe invertir un dinero extra por nuestra salud. Su sabor es mejor, es más nutritivo y generalmente es mejor para el medio ambiente.

- Reducir o eliminar el azúcar de su dieta.

Mi consejo sincero es abandonar el azúcar refinado por completo, trate de mantener su consumo bajo control todo lo que pueda y reemplazarla con opciones saludables (stevia líquida, o miel de abejas). No utilizar edulcorantes artificiales de ningún tipo. Una vez más, si es artificial y no natural, no debe formar parte de su dieta limpia.

- Eliminar la comida rápida.

No creo en la cultura de comer en las cadenas de comida rápida, no creo que estas ofrezcan ningún valor nutricional. Estas cadenas de comida están en el negocio de hacer más dinero y no en el de hacer a una persona más saludable.

En conclusión una dieta a base de ensaladas es la dieta ideal a seguir para mantener una alimentación limpia y saludable que además de nutrir su cuerpo le hará perder peso más fácilmente con resultados satisfactorios y duraderos.

Los Asombrosos Poderes de Una Dieta a Base de Ensaladas Saludables Para Bajar de Peso Rápido y Eficazmente

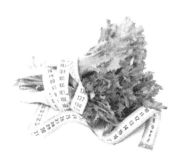

Si uno de sus objetivos es deshacerse de esos kilos y libras de más, tan pronto como le sea posible, la incorporación de ensaladas en su diera limpia y saludable podría ser la solución. De hecho, las ensaladas son una comida muy completa que puede suplementarse con proteínas como el pollo o el pescado y son una excelente opción para su dieta saludable y limpia de desintoxicación natural, ya que contienen una gran cantidad de nutrientes, vitaminas y minerales. Casi todo lo que su cuerpo necesita para mantenerse sano y delgado se encuentra dentro de una buena ensalada saludable y es una comida muy ligera que se puede disfrutar en cualquier momento del día. Muy seguramente usted se sentirá mejor y más liviano cuando coma una ensalada llena de verduras y nutrientes que cuando usted sobrecargue su sistema con alimentos procesados pesados y tóxicos.

Los principales componentes de las ensaladas son las verduras y vegetales de hojas verdes y las frutas frescas que hacen que este plato tan especial sea la herramienta perfecta para sus fines de pérdida de peso saludable. Comer ensaladas no sólo es maravilloso y muy efectivo para bajar de peso rápidamente, también es muy bueno para su salud en general. Carbohidratos fibrosos van a ingresar en su sistema cuando usted haga de las ensaladas una parte esencial de su dieta diaria. Este es el tipo perfecto de comida para luchar contra los ataques de hambre o la ansiedad por comer desmesuradamente y sentirse completo y satisfecho a la vez. Usted se sentirá ligero y fresco una vez que consuma estas deliciosas recetas de ensaladas saludables y esto se debe a que sus principales componentes, las verduras, están llenas de agua, fibra dietética y son bajas en calorías.

Consumir ensaladas que contienen brócoli y otros ingredientes verdes hacen una gran diferencia en la forma en que su cuerpo se ve y se siente, ya que no estará llenando su sistema con carbohidratos con almidón vacíos que sólo se transforman luego en grasa corporal. Las recetas de ensaladas que se presentan en este libro proporcionan múltiples nutrientes que en combinación con las proteínas saludables constituyen una dieta perfecta para mantener un cuerpo delgado y fuerte todo el tiempo. No hay necesidad de practicar tácticas de hambre poco saludables con una dieta a base de ensaladas. Sólo debe asegurarse de comer con frecuencia para mantener su tasa metabólica activa y funcionando en todo momento para quemar toda la grasa no deseada rápidamente y de forma efectiva. La clave es consumir una comida saludable de ensalada por lo menos de 5 a 6 veces por día.

Una vez que se ha perdido el peso no deseado es cuestión de mantener su figura delgada incorporando las ensaladas naturales como una parte esencial de sus menús saludables. Usted puede hacer sus ensaladas tan sabrosas como quiera. Dentro de este libro encontrará la mejor colección de ensaladas saludables como base de una alimentación limpia para lograr sus objetivos de pérdida de peso en el corto plazo con gran sabor y con un alto valor nutritivo mientras desintoxica su cuerpo al mismo tiempo. No olvide beber mucha H2O pura con sus ensaladas para que su sistema digestivo funcione correctamente y para que su cuerpo se deshaga de las toxinas no deseadas que lo están volviendo una persona gorda y perezosa sin energía para quemar esas libras de más.

Para sus fines de pérdida de peso mantenga el equilibrio entre las proteínas que añada a sus ensaladas y los ingredientes verdes, asegúrese de agregar al menos de 20 a 30 g de proteína para que su metabolismo no se vuelva lento y no pierda masa corporal muscular. Un "snack" o tentempié saludable puede ser sólo una ensalada de vegetales sin el componente de proteína, de manera que sea capaz de sobrellevar el día sin pasar hambre.

Para una pérdida de peso rápida, mantenga el consumo de ensaladas bajas en calorías y mantenerse por debajo de las 1200 calorías por día hasta llegar a su meta deseada. Después de lograr la pérdida de peso deseado el mantenimiento de una figura delgada es muy fácil si continúa con un menú saludable y equilibrado que incorpore ensaladas saludables. Alimentarse con ensaladas es una forma fácil, rápida y divertida de nutrir nuestro cuerpo, tan sólo se requiere el compromiso de cambiar los hábitos alimenticios y empezar a disfrutar de los deliciosos sabores naturales que estas tienen para su salud. Así que empiece ahora mismo con su dieta de ensaladas y de alimentación limpia!

Los Beneficios de Una Dieta Limpia Para Su Cuerpo y Su Salud

Comer limpio tiene sus raíces en la antigua tradición de todo el que aprecia la tierra, la comida, y el cuerpo humano en general.

El objetivo original era el de consumir alimentos en la forma más cercana a su estado natural, mientras se eliminan las sustancias tóxicas presentes en los ingredientes artificiales. El estilo de vida limpia ha experimentado cambios y mejoras a través de los años, se ha puesto a disposición nueva información sobre la salud, pero en esencia ofrece las metas y creencias originales hoy como lo hizo al comienzo de la adopción de esta filosofía de nutrición saludable.

Comer limpio no solo promueve el funcionamiento saludable de todos los sistemas del cuerpo, los beneficios son mucho mayores que tan solo una mejora en cómo nos sentimos. Los siguientes son algunos de los otros beneficios que se obtienen al adoptar una dieta limpia como la de las ensaladas que se describen en este libro.

Metabolismo más rápido

Consumir comidas más pequeñas cada dos o tres horas le da a su cuerpo el combustible que necesita constantemente y mantiene sus sistema digestivo activo y su tasa metabólica alta. Este horario de comidas resuelve uno de los problemas más comunes que las personas que se someten a una dieta drástica tienen: la sensación de no saciedad después de una comida. Con una alimentación limpia, los antojos de alimentos y el hambre tienden a ser controlados por el consumo de dosis más pequeñas de alimentos deliciosos como las ensaladas. Cuando usted come cada dos o tres horas, su cuerpo simplemente no se queda sin la energía que necesita para seguir adelante. Cuando las personas pasan hambre por períodos muy largos de tiempo sin comer (horas o incluso un día entero), sufren de fatiga y falta de concentración mental. Ambos son consecucncias graves asociadas con frecuentes caídas de azúcar en la sangre.

Al comer comidas más pequeñas seis veces al día, acelera su metabolismo y su cuerpo es capaz de utilizar los hidratos de carbono complejos, las proteínas saludables y las grasas como combustible en lugar de almacenarlos en la preparación para otro largo tramo sin comida. El uso de energía en lugar de ser almacenada significa que usted será capaz de reducir la grasa corporal y aumentará la masa muscular. Las recetas de ensaladas limpias que se presentan en este libro son una herramienta ideal para lograr una tasa metabólica más rápida mientras que usted come con frecuencia durante el día para lograr este objetivo. Estas son recetas limpias y llenas de nutrientes, y no contienen calorías vacías como las de los alimentos procesados.

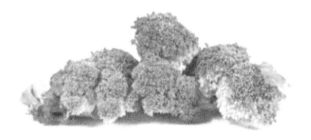

Mejora de la Función Cerebral

Cuando los alimentos limpios reemplazan a los alimentos tóxicos que carecen de nutrientes uno de los primeros cambios notorios es el aumento de los niveles de energía y una mejor claridad mental. Los alimentos "impuros" contienen una larga lista de ingredientes que son incluso difíciles de pronunciar. Estos alimentos artificiales y procesados tienen poca o ninguna sustancia natural, así una carencia de nutrientes y de vitaminas esenciales. Su consumo causa desequilibrios hormonales y ofrecen poco en términos de nutrición que es lo que en últimas promueve la vitalidad y el bienestar de una persona.

La buena noticia es que mediante la sustitución de alimentos poco saludables que arruinan las funciones del cuerpo por alimentos naturales, como las ensaladas saludables, todos los sistemas del cuerpo vuelven en línea con un máximo rendimiento en poco tiempo! Eso significa más energía, menos fatiga y menos lentitud, mucho mejor capacidad de concentración y una mejora de la memoria y la función cerebral. . . y quién no querría eso? Así que tan solo estos cambios positivos deben ser un estímulo para cambiar a una alimentación más limpia y saludable.

Mejor Rendimiento y Mejor Recuperación

Aunque el rendimiento y la recuperación puede parecer importante sólo para los amantes del deporte, los atletas y los fisiculturistas, la capacidad del cuerpo para llevar a cabo un mejor funcionamiento y recuperarse más eficazmente debería importarnos a todos. Ya sea que usted practique mucho deporte o simplemente de un paseo tranquilamente por el parque todos los días, su cuerpo necesita tener una nutrición adecuada para realizar diversas tareas cotidianas. Alimentarse con estas recetas de ensaladas saludables y limpias es la fórmula que necesita para empezar a perder peso rápidamente y sentirse con más energía a partir de ahora!

Una nutrición adecuada para un buen desempeño físico y mental y la buena recuperación es una combinación de hidratos de carbono complejos con proteínas magras y grasas naturales. Comer limpio promueve una combinación de estos tres componentes en cada comida, de esta forma su cuerpo tendrá los nutrientes adecuados para hacer uso de estos cuando sea necesario sin tener que planificar.

Mejor Hidratación

El agua es un elemento multipropósito constante en su cuerpo. Actúa como un agente de desintoxicación, es un combustible limpio, y un hidratador natural para el rejuvenecimiento de los órganos y la piel. El agua también juega un papel fundamental en la limpieza de las toxinas necesarias para conseguir que su cuerpo de vuelta a su estado óptimo. Las ensaladas contienen una gran proporción de agua y cada comida de ensalada idealmente debería complementarse con un generoso vaso de este precioso líquido de la naturaleza. Esto mejorará su digestión y estimulará los movimientos del intestino de forma natural evitando así el estreñimiento, por lo que le será mucho más fácil perder peso y mantenerse delgado.

Reemplazar las bebidas azucaradas y refrescos artificiales por el agua pura es una de las cosas más importantes que puede hacer para limpiar su dieta. Con un consumo constante de agua, su cuerpo ya no sufrirá de deshidratación, dolores de cabeza contantes, de fatiga o de ataques falsos de hambre que le causan deseos compulsivos de ingerir un bocado dulce en lugar de un vaso de agua. Por último, y sin duda no menos importante, el agua no tiene absolutamente ninguna caloría, por lo que no importa la cantidad que beba. . . Su cuerpo sólo puede bajar el exceso de peso en lugar de ganarlo cuando hace del agua un complemento esencial de su dieta limpia.

Hoy en día, sabemos más sobre la importancia de una dieta limpia de lo que sabíamos diez, veinte o cincuenta años atrás. Hemos aprendido acerca de los efectos nocivos del azúcar, de las grasas transgénicas, de los productos refinados y otros ingredientes sintéticos cuando son consumidos en exceso. Numerosos estudios han demostrado que la eliminación de estos ingredientes de su dieta ayuda a prevenir enfermedades como el cáncer y los problemas de obesidad mientras que mejora su salud y su vitalidad. Lo que esto significa para su salud es un cuerpo más fuerte y más ligero que esta desintoxicado y listo para una vida activa y saludable!

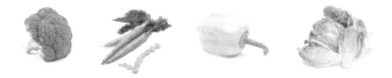

¿Por qué Debe Mantenerse Alejado del Consumo de Alimentos Procesados?

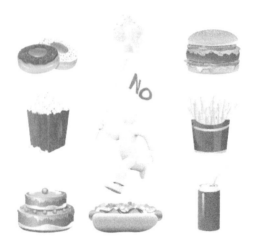

Si usted quiere estar tan saludable como sea posible y tener niveles altos de energía y vitalidad entonces uno de los cambios esenciales que debe hacer en su dieta es eliminar los alimentos procesados de su dieta tanto como sea posible. Los alimentos procesados tienen muchas propiedades poco saludables desde el punto de vista nutricional. Su prevalencia en la dieta occidental estándar es una de las principales razones por las que las tasas de incidencia de cáncer, de diabetes y de obesidad están en su punto más alto de todos los tiempos y, por desgracia, siguen empeorando. Afortunadamente, eliminando los alimentos procesados de su dieta puede cambiar la tendencia de estas estadísticas preocupantes y vivir una vida de salud óptima y vitalidad plena, especialmente cuando se incorporan algunas de las alternativas sanas como las recetas de ensaladas saludables que se encuentran en este libro.

Llenos de conservantes y aditivos

Prácticamente todos los alimentos procesados contienen altos niveles de conservantes y aditivos. El proceso de fabricación detrás de la producción de los miles de alimentos procesados que se ven en los supermercados todos los días casi siempre requiere de conservantes que se añaden a fin de que la vida útil de estas comidas a sea tan larga como sea posible. Esto se puede confirmar con sólo una mirada superficial a las etiquetas de los alimentos de los alimentos procesados más comunes, tales como los enlatados, los palitos de pescado o los embutidos. Las mayorías de los conservantes utilizados no son naturales e incluso aquellos como la sal, no son ciertamente deseables para ser consumidos en grandes cantidades diariamente. Para darle más sabor a los alimentos procesados los fabricantes de estos añaden un sinnúmero de diferentes aditivos artificiales, incluso algunos con efectos perjudiciales para la salud humana como MSG y el aspartame (http://tinyurl.com/aspartame-video). Aún más increíble, una gran cantidad de alimentos procesados tienen aditivos añadidos simplemente para cambiar su color y hacerlos más atractivos visualmente. Con todo, es evidente que tan sólo por esta razón los alimentos procesados no deberían tener cabida en la dieta humana.

Altos niveles de grasas transgénicas

Una de los aspectos más alarmantes sobre los alimentos procesados son los altos niveles de grasas trans que la mayoría de estos contienen. Son muy convenientes para el fabricante, ya que les permite extender la vida útil de los alimentos y mantener sus costos bajos, sin embargo, para el consumidor, esto puede tener un devastador impacto en la salud a largo plazo. El consumo indiscriminado de estas comidas puede causar el aumento considerable de las posibilidades de tener un ataque al corazón o un derrame cerebral debido al aumento en los niveles de colesterol malo en el cuerpo.

No es lo que se supone los seres humanos deberíamos comer

Los alimentos procesados son un fenómeno muy reciente en comparación con el cuerpo humano que se desarrolló durante un período largo de tiempo. Fuentes de alimentos naturales - tales como las proteínas frescas, los frutos secos, las frutas y las legumbres - son lo que nuestro cuerpo está diseñado para consumir y, por lo tanto, nuestro cuerpo no recibe de buen grado el bombeo permanente de aditivos sintéticos, de estructura desnaturalizada y calorías vacías contenidas en los alimentos procesados. La mayoría de las dolencias comunes que millones de personas en nuestra sociedad padecen, incluyendo la fibromialgia, la fatiga crónica, la depresión (por nombrar sólo algunas) tienen en común la incapacidad del cuerpo humano para procesar estos alimentos manipulados como la raíz del problema.

¿Qué debe comer en su lugar?

Ahora que usted es plenamente consciente de las terribles consecuencias para la salud de consumir una dieta llena de alimentos procesados es importante tener en cuenta las alternativas disponibles. En primer lugar, trate de incluir en su dieta tanto como sea posible, productos orgánicos cultivados localmente y que estén en su estado natural. Trate de comer de 5 a 10 porciones de frutas y verduras a diario y tratar de comerlos en su estado crudo, ya que en este estado mantienen el contenido de la vitamina minerales y nutrientes naturales en la forma más útil para el cuerpo humano en lugar de ser desnaturalizados con la cocción. Coma pescado al vapor e incluya carnes magras como la pechuga de pollo blanco orgánico por lo menos 3 veces a la semana para asegurarse de obtener suficiente proteína para el crecimiento y reparación muscular, así como el consumo de grasas saludables como las que se encuentran en las nueces y el aceite de oliva. Con el tiempo se acostumbrará a esta forma más natural de comer y no sentirá ningún deseo de volver a consumir alimentos procesados dañinos que puedan afectar negativamente su salud. Las ensaladas son una comida perfecta en donde usted puede conseguir todos estos componentes de una manera sana, sabrosa y deliciosa.

Colección de Las Mejores 50 Recetas de Ensaladas Saludables Para Bajar de Peso y Desintoxicar su Cuerpo Ahora

1. Súper Ensalada Saludable de Salmón con Tomates y Espinacas

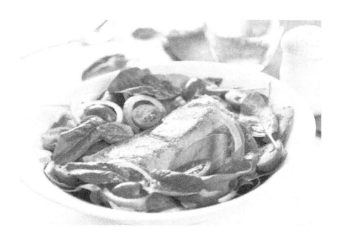

Rinde: 4 porciones

Ingredientes:

- 5 tazas de hojas de espinaca orgánica

- 7 onzas de filete de salmón sin piel y sin hueso

- 1 taza de tomates cherry cortados a la mitad

- 2 cucharadas de aceite de oliva extra-virgen

- 2 cucharadas de vinagre balsámico

- Sal Marina 1/2 cucharadita

- Pimienta negra recién molida

Método:

1. Mezclar todos los componentes en un recipiente grande.
2. Mezcle bien para combinar y servir. Disfrutela!

Información nutricional por porción: 219 calorías - proteína 21g - 6 g de hidratos de carbono - grasas 12 g (2 g saturadas) - fibra 2g

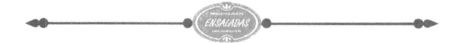

2. Deliciosa y Saludable Ensalada Mediterránea

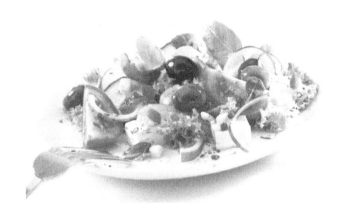

Ingredientes:

- 1 paquete (9 oz) de lechuga romana picada en trozos grandes

- 2 tazas de tomates orgánicos picados con albahaca, ajo y orégano, escurridos

- 2 tazas de garbanzos, escurridos y enjuagados

- ½ taza de aceitunas negras, escurridas

- 2/3 de taza de queso feta desmenuzado

- 1/2 taza de cebolla roja picada orgánica

- 2 cucharadas de vinagre de vino tinto

Así es como usted la prepara:

Disponer todos los ingredientes en un tazón grande.
Mezclar juntos.

Además, puede complementar esta ensalada saludable con
tomates cherry, pimientos, arándanos secos, el repollo
picado y almendras fileteadas, vinagre balsámico con
aceite de oliva extra-virgen.

Información nutricional:

  Cantidad por porción Calorías 212 - 11 g de grasa - Grasa
4 g

Colesterol 22 - Sodio 869 mg - 20 g de hidratos de carbono
- fibra de 6 g

Azúcares 4 g - Proteínas 9 g

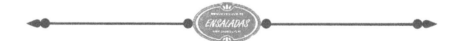

3. Ensalada Saludable de Salmón y Espinacas con Huevo

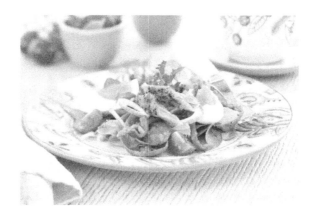

Porciones: 4

Ingredientes:

- 5 tazas de espinaca orgánica

- 4 oz de filetes de salmón cocido, desmenuzado

- 2 huevos duros, pelados y picados

- 2 cucharadas de aceite de oliva extra-virgen

- 2 cucharadas de jugo de limón recién exprimido

- 1/2 cucharada de sal marina

- Pimienta Negra recién molida

Método:

Mezcle todos los ingredientes en un tazón y revuelva bien para combinar.

Servir y disfrutar!

Información nutricional por porción: 166 calorías, 11 g de proteínas, hidratos de carbono 4g, 12g de grasa (2 g saturadas), 1 g de fibra

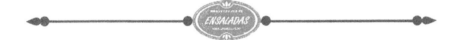

4. Deliciosa y Saludable Ensalada de Pollo a la Parrilla con Aderezo Cítrico de Miel

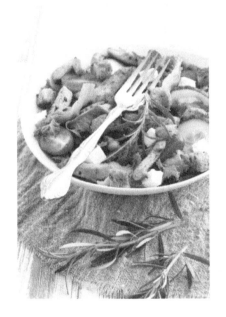

Porciones: 2

Ingredientes:

- 2 pechugas pequeñas, deshacerse de la grasa

- 3,5 oz (100 g) de lechuga orgánica

- 1/2 taza de tomates cherry orgánicos

- 1 pepino orgánico cortado en rodajas

- 1/2 aguacate orgánico, cortado en rodajas

- 1/2 zanahoria finamente cortada o rallada

- 10 gajos de mandarina orgánicos

- ½ taza de queso feta

- Pimienta orgánica para sazonar

Los ingredientes del aderezo:

- 1/2 taza de zumo de naranja orgánica

- 1/4 taza de jugo de limón recién exprimido orgánico

- 2 cucharadas de miel de abejas orgánica

Método Receta:

1. Utilizar film transparente para colocar la pechuga de pollo en el medio. Utilice un rodillo para aplanar o martille la pechuga de pollo para asegurarse de que obtiene un cocido uniforme suficientemente rápido. Ambos lados de la pechuga de pollo deben ser rociados con aceite en spray. Para cocinar se puede utilizar una plancha sartén o una barbacoa. Deje descansar el pollo una vez cocido colocándolo en una bandeja cubierta con papel de aluminio.

  2. Organizar la zanahoria rallada, la lechuga, el queso feta, tomates cortados a la mitad y el pepino orgánico en

rodajas en un plato. Decorar con gajos de mandarina sobre el plato de servir.

3. Mezcle todos los componentes en un recipiente grande para hacer la salsa.

4. Cortar la pechuga de pollo retirando previamente el papel de aluminio y cortarla en cuatro o 5 pedazos y luego colocar estos arriba de la ensalada. Use pimienta molida para añadir un poco de sabor a su receta de ensalada.

5. Vierta encima el aderezo.

Información nutricional:

Por porción - 564 Cal

Proteína 77,6 g - Grasas, el total de 13,1 g - Hidratos de carbono 28,5 g - azúcares 4,6 g - Sodio 26 mg

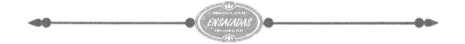

5. Súper Ensalada Saludable de Quinoa

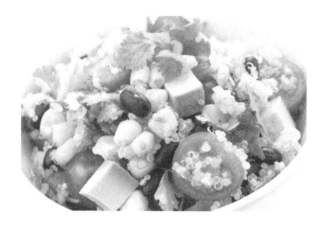

Porciones: 8

Ingredientes:

- 1/ 3 taza de jugo de limón fresco orgánico

- 1/ 3 de taza de aceite de oliva extra-virgen

- 3 cucharadas de cilantro fresco picado

- Sal de mar y pimienta recién molida negro, al gusto

- 1 taza de quinoa enjuagada y escurrida

- 1 cucharada de semillas de comino tostado

- Aceite de girasol para cubrir la parrilla

- 2 mazorcas de maíz fresco, retire las cáscaras

- 1 taza de frijoles negros cocidos, escurridos

- 1 tomate ciruela orgánico, cortado en cubitos

- 1 calabacín amarillo orgánico, cortado en cubitos

- 1/ 4 de taza de cebolla roja orgánica finamente picada

- 2 aguacates orgánicos cortados en rodajas

Método:

1. En un tazón pequeño, bata el jugo de limón, el aceite de oliva, el cilantro, la sal y la pimienta, póngalo aparte.

2. Hierva dos tazas de agua en una olla, agregar el comino y la quinoa. Ahora cocine a fuego lento hasta que se absorba el líquido mientras cubre y reduzca el fuego a medio - bajo (12 minutos aprox.) Deje reposar durante 5 minutos después de quitar la olla del fuego. A continuación, destape y esparza la quinoa con un tenedor y dejar enfriar durante aproximadamente 10 minutos.

3. Use una parrilla y engrásela ligeramente con aceite de cocina. Póngalo en temperatura media- alta. Durante aproximadamente diez a 15 minutos ponga el maíz en la parrilla de maíz hasta que esté ligeramente cocido y tierno. (También se pueden hervir las mazorcas de maíz en un recipiente grande con agua hirviendo. Tape y cocine

durante 6 o 10 minutos hasta que estén tiernas). Espere hasta que el maíz se enfríe, y luego corte los granos de la mazorca de maíz. (Usted puede usar un buen removedor de maíz para esto)

4. Mezclar el tomate, la quinoa, el calabacín, los granos de maíz, los frijoles, el aguacate y la cebolla en un recipiente de cocina grande. Rocíe el aderezo limón y cilantro por encima y revuelva para mezclar. Posteriormente refrigerar y cubrir la ensalada durante aproximadamente 1 hora para que los sabores se mezclen. (O hasta por dos días).

Información nutricional:

Por porción: Calorías: 221, Grasa total: 11 g – Grasa Sat: 1,5 g

Grasas mono insaturadas: 8 g - Grasas poliinsaturadas: 2 g - Hidratos de carbono: 26 g

Fibra: 4,5 g - Azúcares: 2 g - Proteínas: 6 g - Sodio: 23 mg - Colesterol: 0 mg

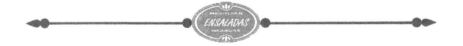

6. Deliciosa y Saludable Ensalada de Calabacín y Frambuesa

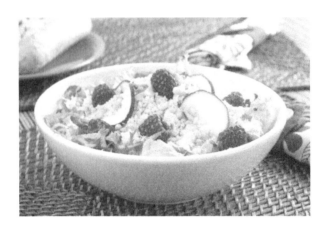

Porciones: 4

Refrescante sabor y aspecto colorido, eso es exactamente lo que usted encontrará en esta increíble y deliciosa mezcla de frambuesas y de calabacín. Las frambuesas rojas están cargadas de fitoquímicos que contribuyen a la desintoxicación de su cuerpo y también estimulan una pérdida de peso saludable. Esta maravillosa fruta contiene fibra dietética esencial que promueve sus funciones metabólicas adecuadas para que pueda quemar esos kilos y libras de más rápidamente. Comer frambuesas en combinación con el calabacín promueve y regula los movimientos intestinales normales y las funciones propias del aparato digestivo de una manera natural y eficaz. Además de estos poderes saludables, las frambuesas también ayudan a regular los niveles de azúcar en la sangre. Así que disfruten de esta receta ligera y limpia ahora mismo!

Ingredientes:

- 6 rábanos orgánicos grandes, lavados y cortados en rodajas finas

- 2 tazas de hojas de lechuga romana lavadas y secas, cortadas en trozos

- 1/2 taza de calabacín orgánicos cortado en cubos o rebanadas

- 1 1/2 tazas de frambuesas frescas orgánicas

- 6 cucharadas de aceite de oliva extra-virgen

- 2 cucharadas de jugo de limón recién exprimido orgánico

- 1 cucharada de sal marina

- 2 cucharadas de miel de abejas caliente

Método:

1. En un tazón mediano, mezcle la lechuga, las frambuesas, los rábanos y el calabacín. Póngalos a un lado.

2. Mezcle el aceite de oliva extra-virgen en un tazón pequeño. Agregue el jugo de limón orgánico, la sal marina, y la miel hasta que la preparación esté bien mezclada. Rocíe el aderezo sobre los vegetales y las frambuesas y suavemente mezcle. Ahora está lista para ser servida! Disfrute esta deliciosa ensalada!

Calorías aprox. por porción: 390

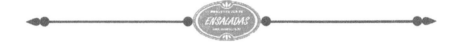

7. Deliciosa y Saludable Ensalada de Fresa y Prosciutto

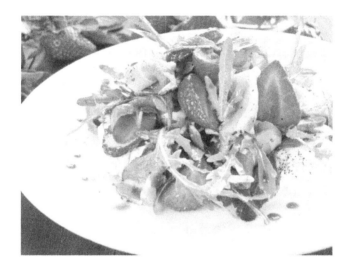

Rinde: 4 porciones (tamaño de la porción: 1 1/4 tazas de ensalada y 1 cucharada de aderezo)

Esta es una ensalada muy sabrosa que sólo se tarda unos 10 minutos para preparar y sólo 5 minutos para cocinar y es deliciosa. Disfrútela!

Ingredientes:

- 1 cucharada de aceite de oliva extra-virgen

- 2 cucharadas de vinagre balsámico

- 1 1/2 cucharada de miel de abejas

- 1/4 cucharada de sal marina

- 1/2 cucharada de pimienta negra recién molida

- 1/ 3 de taza de cebolla roja orgánica cortada en rodajas

- 1 1/2 tazas de fresas orgánicas cortadas en rodajas

- Aceite de Oliva Extra-Virgen

- 4 rebanadas delgadas de prosciutto (aprox. 2 oz)

- 6 tazas de rúcula orgánica (aprox. 5 oz.)

- 2 onzas de queso feta, desmenuzado (el queso puede ser utilizado en una dieta limpia sólo si es un bajo en grasa y en pequeñas cantidades, puede también utilizar queso parmesano vegetariano)

Método:

1. En un tazón grande mezcle el aceite extra-virgen, el vinagre balsámico, la miel de abejas, la sal marina y la pimienta negra. Agregue la cebolla roja y la pimienta negra, deje reposar durante 15 minutos aprox.

2. Mientras tanto, añadir una capa ligera de aceite de oliva extra-virgen sobre una cacerola o sartén antiadherente de fundición de hierro, y caliente a fuego moderadamente alto. Cocinar el prosciutto volteándolo de forma esporádica durante aprox. 5 minutos o hasta que tenga una consistencia crujiente o un color suave marrón. Transferir a un plato para enfriar, desmenuzar y reservar.

3. Organizar la rúcula en un gran tazón de servir con el queso feta, añadir la cebolla roja, las fresas y el aderezo balsámico y mezcle suavemente hasta que esté cubierto. Servir la ensalada en 4 tazones o platos de ensalada diferentes, a continuación, añadir el prosciutto cocido en la parte superior de cada uno.

Información nutricional:

Calorías por porción: 155 - Grasas: 10g - grasa saturada: 4g

Mono insaturada: 3g - Grasas poli-insaturadas : 1g

Proteínas: 8 g - Hidratos de carbono: 11 g - Fibra: 2g

Colesterol: 22 mg - Hierro: 1 mg - Sodio: 534mg - Calcio: 105 mg

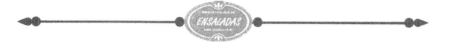
ENSALADAS

8. Deliciosa Ensalada Refrescante de Remolacha y Naranja

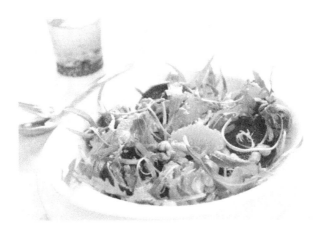

La naranja le da a esta receta poderes antioxidantes muy efectivos para la desintoxicación de su cuerpo y para adelgazar más rápido. Los carotenoides contenidos dentro de esta deliciosa fruta baja en calorías ayudan a eliminar las toxinas de su sistema de una manera natural. De hecho, un consumo regular de naranjas puede ayudar a eliminar las toxinas no deseadas de su cuerpo y a bajar de peso más rápido. Con esta combinación especial en esta ensalada obtendrá todos los poderes de desintoxicación de las naranjas de una manera deliciosa y sabrosa combinada con otros nutrientes y vitaminas que se encuentran en la remolacha. La remolacha es un súper alimento que también contribuye a la desintoxicación del cuerpo, ya que está llena de vitamina C, magnesio y hierro. La remolacha también es excelente para la desintoxicación del hígado y para regular los niveles de colesterol de forma natural. La arúgula es una hoja verde oscura, llena de nutrientes y también un componente esencial de la mayoría de las recetas de ensaladas saludables.

Receta para 2 personas

Ingredientes:

- 2 tazas de remolacha orgánica (en rodajas)

- 1 frasco de <u>mermelada de naranja natural</u> (sin azúcar)

- 3 naranjas orgánicas

- Un manojo de arugula

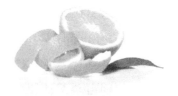

Método:

1. Mezclar la arúgula y remolacha en rodajas.

2. Mezcle las remolachas y la arúgula disolviendo la mermelada de naranja en la mezcla

3. Cortar los lados de la naranja y cortar los segmentos.

4. Mezcle todos los ingredientes juntos - refrigere en un recipiente grande hasta que esté listo para servir.

Esta es una ensalada baja en calorías, con aproximadamente 300 calorías por porción, también se puede añadir un poco de nueces para hacerla más sabrosa y nutritiva. Disfrútela!

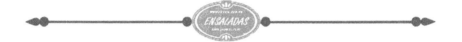

9. Deliciosa y Saludable Ensalada de Atún con Huevo

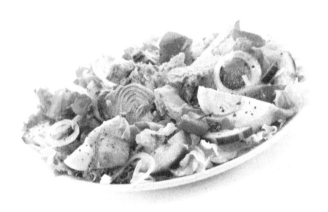

Porciones: 3

Ingredientes:

- Un huevo duro, picado

- 3 oz de atún en agua, escurrido y desmenuzado

- 1/4 taza de apio picado orgánico

- 1/4 taza de cilantro encurtido

- 4 cucharadas de aceite de canola

- 2 cucharadas de mostaza

- Un pepino orgánico cortado en rodajas

- Un manojo de lechuga orgánica

Método:

Mezclar todos los componentes en un recipiente pequeño y combinarlos bien. Puede utilizar esta deliciosa mezcla como relleno delicioso de un sándwich o bocadillo o también servir con galletas con alto contenido de fibra y bajo contenido de sodio.

Información nutricional:

1 porción = 129 calorías - 6 g de grasa (0 grasas saturadas) - 86 mg de colesterol

396 mg de sodio - 7 g de hidratos de carbono - fibra: 0 g - Proteína: 11 g.

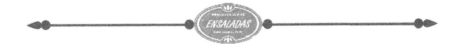

10. Deliciosa y Saludable Ensalada de Quinoa y Queso de Soja

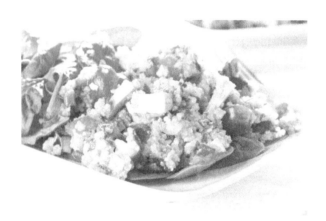

Esta increíble y deliciosa ensalada saludable está llena de componentes que apoyan la salud del corazón como las verduras, la quinoa (granos enteros) y las legumbres como el tofu a base de soya. Disfrútela!

Porciones: 6

Tiempo de cocción: 25 minutos

Tiempo Total: 35 minutos

Ingredientes:

- 2 tazas de agua pura

- 1 taza de quinoa

- 3/4 cucharadita de sal marina

- 1/4 taza de jugo de limón orgánico

- 3 cucharadas de aceite de oliva extra-virgen

- 2 dientes de ajo orgánico pequeños, picados

- 1/4 cucharadas de pimienta recién molida

- 8 oz de tofu cocido ahumado, cortado en cubitos

- 1 pimiento pequeño amarillo orgánico, cortado en cubitos

- 1 taza de tomates cherry cortados a la mitad

- 1/2 taza de menta fresca orgánica

- 1 taza de cubitos de pepino orgánico

- 1/2 taza de perejil picado fresco orgánico

- Queso feta en cubos

Método:

1. Hervir agua con sal en una cacerola mediana. Luego, después de la adición de la quinoa se deja hervir de nuevo. Cocine a fuego lento hasta que el agua se haya absorbido, durante aproximadamente 15 a 20 minutos. Enfríe la quinoa esparciéndola en una bandeja para hornear durante unos diez minutos.

2. Coloque el jugo de limón, el ajo, el aceite de oliva extra-virgen, ¼ de cucharada de la sal marina restante y la pimienta en un tazón grande mientras que bate todos los ingredientes. Agregue la quinoa ya enfriada, el pepino, el tofu, pimiento, tomate, queso feta, menta y perejil, mezcle bien para combinar.

La quinoa un grano rico en proteínas, es muy saludable y debe enjuagarse para eliminar la saponina, la cubierta natural de la quinua.

Información nutricional:

Por porción: 228 calorías: 10 g de grasa - colesterol 0 mg - 26 g de hidratos de carbono - Proteínas 9 g - Fibra 4 g - Sodio 376 mg - 418 mg de potasio

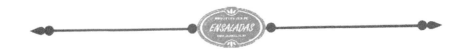

11. Deliciosa y Saludable Ensalada de Calabacín y Maíz

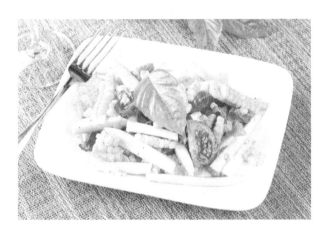

Ingredientes:

- 12 oz de maíz (340 g)

- 3 calabacines pequeños orgánicos, cortado en tiras o cubos

- 3/4 de pimiento rojo grande dulce, picado

- 3/4 cebolla orgánica mediana, picada

- 3 oz (85 g) de chiles verdes orgánicos picados

- 1/2 taza de aceite de oliva extra-virgen

- 1/4 taza de jugo de limón fresco orgánico

- 1 1/2 cucharada de vinagre de sidra

- 1/2 cucharada de comino molido

- 1 1/8 de cucharada de sal de mar

- 3/8 de cucharada de sal de ajo

- 3/4 cucharada de pimienta negra

Método:

1. Mezcle el maíz, el pimiento rojo, el calabacín, la cebolla, y chiles en un tazón grande.

2. Mezcle los ingredientes restantes en un contenedor con tapa hermética, agitar bien.

3. Rocíe el aceite de oliva junto con el vinagre y el zumo de limón sobre la ensalada y revuelva suavemente.

4. Dejar enfriar y reposar durante algunas horas.

Información nutricional:

Tamaño de la porción: 1 (213 g) - Porciones por receta: 6

Cantidad por porción: Calorías 298 - Grasas 19,2 g - Colesterol 0.0

Sodio 449,8 mg - Carbohidratos Totales 32.0 - Fibra dietética 4,5 g

Azúcares 4.0 g Proteínas 5.2

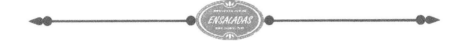

12. Deliciosa Ensalada de Pepino y de Aguacate

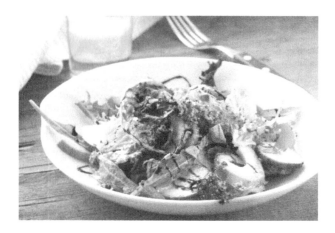

Esta es una ensalada rápida y fácil de preparar y se puede disfrutar en cualquier momento durante el día para mantener una figura esbelta y es una manera saludable de satisfacer sus antojos. El aguacate contenido en esta súper ensalada saludable le da un delicioso sabor cremoso. El aguacate contiene poderosas sustancias antioxidantes como el licopeno y beta-caroteno que cuando se combinan con otros vegetales aumentan la absorción de los carotenoides en el cuerpo que se desintoxica y pierde peso más rápido. También puede agregarle tomates orgánicos a esta sabrosa ensalada para hacerla aún más refrescante.

Porciones: 4

Ingredientes:

- 2 pepinos orgánicos medianos, cortadas en rodajas

- 2 aguacates orgánicos, cortados en rodajas

- 4 cucharadas de cilantro fresco orgánico picado

- 1 diente de ajo picado

- 2 cucharadas de cebollas verdes orgánicas picadas (opcional)

- 1/4 de limón grande

- 1/4 cucharadas de sal de mar

- Pimienta negra al gusto

- 1 limón orgánico

- Un manojo de arugula orgánica

- Aderezo balsámico

Método:

1. Combine pepinos, la arúgula, el cilantro y el aguacate, en un tazón grande. Agregue la sal marina, ajo, cebolla y pimienta. Vierta el jugo de limón en la parte superior, y mezcle. Refrigerar y cubrir durante unos 30 minutos.

Información nutricional:

Calorías 186 kcal - Hidratos de carbono 15,5 g - Colesterol 0 m - Grasas 14,9 g

Fibra 8,3 g - Proteínas 3,1 g - Sodio 157 mg

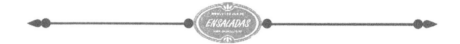

13. Deliciosa Ensalada de Camarón y Queso Feta

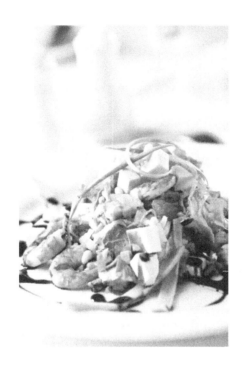

Ingredientes:

- 3 cebollas verdes orgánicas, incluyendo las tapas

- 1/2 pepino orgánico

- 450 g de camarón (1 libra)

- 3 oz de pimiento (85 g)

- 2 cucharadas soperas de perejil orgánico fresco y picado

- 1 oz (28 g) de queso feta enjuagados y desmenuzado (1/4 de taza).

- 2 cucharadas de jugo de limón orgánico

- 2 cucharadas de aceite de oliva extra-virgen

- 1 cucharada vinagre de vino blanco

- 1 cucharada de mostaza estilo Dijon o mostaza marrón picante

- 1/2 cucharada de pimienta negra

- 1 diente de ajo picado

Método:

1. Quitar la cascara y las venas de los camarones. Corte la cebolla en rebanadas delgadas. Pele el pepino y retire las semillas y córtelo en rebanadas. Escurrir los pimientos y secar.

2. Hierva agua. Agregue los camarones y cocine, revolviendo hasta que estén firmes, aprox. durante 2 minutos. Escurrir, enjuagar con agua fría y escurrir de nuevo.

3. Organizar camarones en un tazón grande y agregar el pepino, las cebollas verdes, los pimientos, el eneldo y queso feta. En un tazón pequeño mezcle el jugo de limón, el ajo y la pimienta, el aceite de oliva, el vinagre y la

mostaza. Rocíe sobre el camarón y mezclar suavemente para combinar.

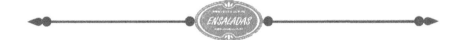

14. Súper Saludable Ensalada Caesar con Pollo

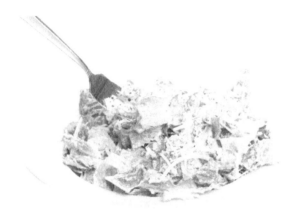

Porciones: 4

Ingredientes:

- 1 libra de pechugas de pollo sin piel, sin grasa

- 1 cucharada de aceite de canola

- Pimienta recién molida al gusto

- 1/4 de cucharada de sal de mar, o al gusto

- 8 tazas de lechuga romana orgánica, seca y desmenuzada

- 1 taza de trocitos de pan sin grasa (croutons)

- 1/2 taza de aderezo para ensalada Caesar

- 1/2 taza de queso bajo en grasa, queso parmesano rallado

- Trozos de limón

Método:

1. Organizar una parrilla o precalentar el asador.

2. Rocíe el pollo con aceite y sazone con sal y pimienta. Cocine el pollo a la parrilla hasta que esté dorado y sin rastro de color rosa en el centro, aprox. 3 a 4 minutos por cada lado.

3. Utilizando un recipiente grande mezcle los croutons (cubitos de pan) y la lechuga romana. Mezcle con el aderezo para ensalada César divida en 4 platos de servir. Corte el pollo en rebanadas de 1/2-pulgada aprox. (1.5 cms. aprox.) y distribuya sobre la ensalada. Espolvoree con queso parmesano bajo en grasa por encima. Sirva de inmediato, con rodajas de limón.

Información nutricional:

Por porción: 278 calorías - 6 g de grasa - colesterol: 74 mg - 14 g de proteínas carbohidratos 34 g - Fibra: 1 g - Sodio: 662 mg - Potasio: 308 mg

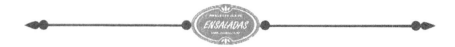

15. Deliciosa Ensalada de Maíz y de Aguacate

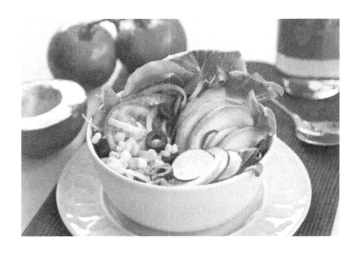

Ingredientes:

- 1 pimiento rojo

- 3 mazorcas de maíz dulce

- 1 cebolla roja orgánica pequeña

- 3 cucharadas de aceite vegetal

- 1 cucharada de jugo de limón

- 1 cucharada de vinagre de vino tinto

- 1/2 cucharada de sal marina

- 1/4 de cucharada de pimienta

- 1/4 cucharadas de pimienta negra recién molida

- 2 aguacates orgánicos

- 1 taza de hojas de cilantro orgánico

- 4 rodajas de rábano

- La 1/2 de una taza de aceitunas negras en rodajas

Método:

1. Ponga los granos cortados de las mazorcas de maíz en un plato grande. Picar la cebolla roja y el pimiento rojo y añadirlos a los granos de maíz.

2. Mezcle el aceite, el rábano, el vinagre, las aceitunas negras, la pimienta, el jugo de limón, la sal marina y la pimienta en un tazón pequeño. Batir para mezclar y transfiera sobre la mezcla de maíz. Revuelva con cuidado para cubrir las verduras.

3. Añadir las hojas de cilantro pulverizadas a la ensalada. Revuelva para mezclar. Ahora se puede cubrir y refrigerar la ensalada por unos minutos y enfriar antes de ser servida. Cuando esté lista para servir la ensalada déjela llegar a la temperatura ambiente.

4. Añadir los trozos de aguacate una hora antes de servir y disponer suavemente sobre la ensalada para mezclar y combinar. Disfrútela!

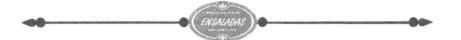

Sanos y Deliciosos Tips Para sus Recetas de Ensaladas

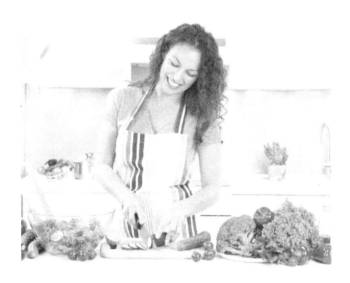

La creación de ensaladas es más un arte que otra cosa. Las ensaladas verdes son un gran pilar de una dieta limpia y realmente pueden ser un plato principal por si solas o simplemente una gran guarnición para acompañar sus menús limpios y saludables. Estas ensaladas son un excelente platillo para disfrutar en cualquier momento del día o para satisfacer sus antojos con la tranquilidad de saber que usted no está intoxicando su cuerpo con alimentos procesados dañinos. Lo que hace la diferencia entre una ensalada simple y una gran ensalada puede estar justo en la ejecución de algunos consejos útiles cuando las prepare y cuando elija los ingredientes. A continuación una lista de algunos consejos simples pero muy buenos que puede utilizar para hacer que sus ensaladas se destaquen:

- Asegúrese de que todos los ingredientes que está utilizando se laven a fondo a menos que usted haya comprado un paquete pre-lavado de verduras. De cualquier manera es mejor asegurarse de lavar las verduras antes de utilizarlas para sus ensaladas saludables. La mayoría de las veces tan sólo lavar sus verduras con agua no es suficiente, ya que algunos residuos sucios y restos de pesticidas pueden permanecer en estas. Así que mi consejo es usar un producto llamado citrus-magic (http://tinyurl.com/producto-citrus-magic) que es 100 % natural y elimina todos los pesticidas, los productos químicos, la tierra y las grasas de los ingredientes de sus ensaladas de una manera segura. También hay que asegurarse de que las verduras y las frutas se sequen antes de ser mezcladas en una ensalada o de lo contrario va a alterar el aderezo que utilice. Usted puede utilizar un exprimidor centrífugo (http://tinyurl.com/exprimidor-centrifugo) para ensaladas para este fin y esta es por cierto una de las herramientas que usted debe tener en su cocina si a usted realmente le gusta preparar ensaladas con frecuencia.

- Para convertir sus ensaladas en una comida completa puede agregar ingredientes con proteína como pollo, atún, pescado, salmón, claras de huevo o pechuga de pavo. Si usted es 100 % vegetariano puede agregar tofu, frijoles rojos o garbanzos. Las carnes con demasiada grasa como el tocino o el salami no deben formar parte de sus recetas de ensaladas limpias y saludables y no utilizar salsas pesadas.

- Usted puede agregarle las semillas y frutos secos a sus recetas de ensaladas saludables para mejorar su sabor. Otros ingredientes que se pueden agregar son anchoas y Kalamatas.

- También se puede cocinar algunas de las verduras a la parrilla antes de combinarlas en sus ensaladas saludables. Algunos ingredientes como los champiñones Portobello, los espárragos, la cebolla y el calabacín saben realmente muy bien cuando se cocinan a la parrilla.

- Mezcle bien las ensaladas y no las sobrecargue con aderezos, sólo una pequeña cantidad de aliño hace que sus ensaladas deliciosas queden muy sabrosas. La vinagreta debe estar siempre de primera en su lista de aderezos.

- Sazonar las ensaladas con sal marina y pimienta negra para darles un realce de sabor!

- Utilizar diferentes tipos de vinagres y aceites vegetales con sus ensaladas. Existen diferentes tipos de vinagres deliciosos para bañar sus ensaladas, como el vinagre de moscatel de naranja que tiene un gran sabor.

- En lugar de vinagreta también puede usar limón, naranja, lima y jugo de manzana natural para darle sabor a sus ensaladas saludables.

- Algunos estimulantes del sabor como el ajo, las cebollas verdes, la mostaza e incluso la miel, trabajan muy bien para darle más gusto a sus recetas.

- Las hierbas como la albahaca también se pueden combinar con sus recetas de ensaladas saludables, puede probar y experimentar con otras hierbas para sus recetas y divertirse mientras lo hace y las prueba.

- Manténgase lejos de los aderezos cremosos que sólo aportan más calorías a las recetas de ensaladas.

- Incorporar una gran variedad de verduras y vegetales en las ensaladas y no tener miedo de combinarlas con algunas frutas para que pueda añadir un toque especial a sus recetas, ser creativo y disfrutar del proceso de cortar, mezclar y combinar los ingredientes. Permita que sus ensaladas estén llenas de color y de sabor mediante la adición de zanahoria, de cebolla roja , de brócoli, de pimientos rojos, de pimientos verdes, y de una gran variedad de verduras como el perejil, la arúgula, la acelga , la col , espinaca y muchos más... Todos estos ingredientes están llenos de nutrientes y son ricos en antioxidantes que desintoxican su cuerpo y hacer que su sistema digestivo funcione mejor para que pueda permanecer más delgado o delgada y más fuerte. El ácido fólico y la luteína entrarán en su sistema a través de estas recetas de ensaladas saludables para que pueda empezar a sentirse mejor a partir de ahora.

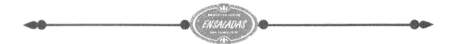

16. Deliciosa Ensalada de Atún con Pimientos y Frijoles

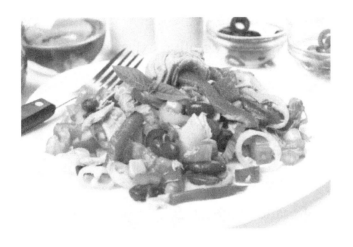

Ingredientes:

- 370 g (13 oz) de atún en agua

- 750 g (.26 oz) de frijoles, escurridos y enjuagados

- 4 tomates orgánicos picados

- 1 cebolla roja orgánica pequeña, reducida a la 1/2, cortada en rodajas finas

- 2 ramas de apio orgánicas, finamente picado

- Una taza de hojas de perejil de hoja plana, picado

NOTA: Usted puede probar la Aplicación Recipe Convert para convertir las mediciones de recetas (http://tinyurl.com/conversion-medidas).

- jugo de limón

- 1 limón grande orgánico

- 1 diente de ajo orgánico, triturado

- 1 cucharada de aceite de oliva extra-virgen

- 1/2 cucharada de stevia líquida (http://tinyurl.com/liquido-de-stevia)

Método:

1. En un bol grande colocar el atún desmenuzado. Agregue los frijoles, el apio, el tomate, el perejil y la cebolla.

2. Aderezo de limón: mezclar la cáscara de limón rallada, 2 cucharadas de jugo de limón, el aceite, el ajo y unas gotas de stevia liquida en un frasco con tapa de rosca. Asegurar la tapa y agitar hasta que estén bien mezclados.

3. Suavemente rociar el aderezo sobre la ensalada. Agréguele más sabor con la sal marina y la pimienta y revuelva para mezclar. Servir y disfrutar!

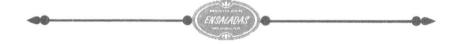

17. Deliciosa y Saludable Ensalada Niçoise

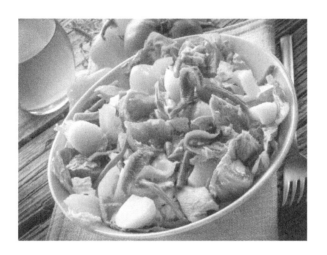

Porciones: 6

Ingredientes:

Vinagreta:

- 3/4 taza de aceite de oliva extra-virgen

- 1/2 taza de jugo de limón

- 1 cebolla mediana orgánica, picada

- 1 cucharada de hojas de tomillo fresco picado

- 2 cucharadas de hojas de albahaca orgánica fresca picada

- 2 cucharadas de hojas de orégano fresco picado

- Sal marina y pimienta recién molida negra

- 1 cucharada de mostaza Dijon

Ensalada:

- 2 filetes cocidos o a la parrilla de atún * (8 oz cada uno).

- 6 huevos duros, pelados y cortados en 1/2 o en cuartos

- 10 papas rojas pequeñas (cada una aprox. 2 pulgadas de diámetro (5 cms), alrededor de 1 1/4 libras en total), cada papa lavada y cortada en cuatro partes

- Sal marina y pimienta recién molida negra

- 2 cabezas medianas de lechuga orgánica o lechuga tipo Boston, lavar las hojas, secarlas y cortarlas en trozos pequeños

- 3 tomates orgánicos maduros pequeños, sin corazón y cortados en octavos

- 1 cebolla roja orgánica pequeña, cortada en rodajas finas

- 8 oz de judías verdes, tallos recortados y cada grano reducido a la mitad transversalmente

- 1/ 4 taza de aceitunas niçoise

- 2 cucharadas de alcaparras, enjuagadas (también puede utilizar anchoas)

Método:

* Marinar los filetes de atún en un poco de oliva extra-virgen por aproximadamente 1 hora. Caliente una sartén grande a fuego medio-alto, o coloque los filetes en una parrilla caliente. Cocine los filetes de atún durante unos 2 o 3 minutos por cada lado hasta que estén bien cocidos.

1. Mezcle el jugo de limón, el aceite, la cebolla, el tomillo, la albahaca, el orégano y la mostaza en un tazón mediano; sazone al gusto con sal y pimienta y guardar aparte.

2. Hervir las patatas rojas en una olla grande. Añadir 1 cucharada de sal marina y cocine hasta que las papas estén suaves, aproximadamente durante cinco a ocho minutos. Traslade las papas a un tazón mediano con una cuchara (no deshacerse del agua hirviendo). Mezcle las patatas calientes con 1/ 4 taza de vinagreta; guarde aparte.

3. Mezcle la lechuga con 1/ 4 taza de vinagreta en un recipiente grande mientras que las patatas se cocinan. Distribuir una cama de lechuga en un plato de servir. Cortar el atún en rodajas de 1/2 pulgada de espesor, cubra con la vinagreta. Colocar el atún en el centro de la lechuga. Mezcle la cebolla roja, el tomate, 3 cucharadas de vinagreta y la sal marina y pimienta al gusto en un recipiente. Colocar la mezcla de tomate y cebolla en la

cama de lechuga. Coloque el resto de las papas en un montículo en el borde de la cama de lechuga.

4. Vuelva a hervir el agua, añadir 1 cucharada de sal marina y las judías verdes. Cocine hasta que tenga una consistencia crujiente y tierna, aproximadamente por 3 a 5 minutos. Escurra los frijoles, y transfiera al agua helada que reservó, y dejar reposar hasta que se enfríen, aprox. Por 30 segundos, y luego seque los frijoles. Mezcle los frijoles, 3 cucharadas de vinagreta y la sal marina y la pimienta al gusto, agrupe en un montículo en el borde de la cama de lechuga.

5. Coloque los huevos duros, las anchoas (si las utiliza) y las aceitunas, y organice estos ingredientes en montículos sobre la cama de lechuga. Bañe los huevos con las 2 cucharadas restantes de aderezo y espolvorear toda la ensalada con alcaparras (si las utiliza), servir de inmediato y disfrutar!

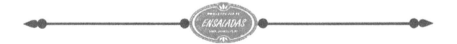

18. Deliciosa y Saludable Ensalada de Atún y Queso Feta

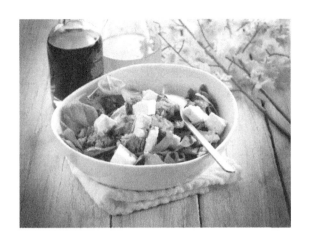

Ingredientes:

- 1 lata (3 oz) de atún blanco en agua

- 2 tazas de lechuga picada, de variedad mixta

- 4 tomates cherry, cortados a la mitad

- ¼ de pepino rebanado orgánico

- 2 cucharadas de queso feta, desmenuzado

- 2 cucharadas de aceitunas negras en rodajas

- 2 cucharadas de vinagreta balsámica

Método:

1. Escurrir el atún también. Organizar ensalada verde en un plato

2. Cubra con atún, aceitunas, tomates, pepinos y mezcle bien.

Ahora rociar la ensalada con queso feta. Rociar con vinagreta balsámica.

Información nutricional:

Tamaño de la porción (392g)

Contenido por Dosis: Calorías 300 - Calorías de grasa 150 - Grasa total 17 g - Grasas saturadas 3,5 g - Grasas trans 0 g - Colesterol 55 mg - Sodio 840 mg

Carbohidratos Totales 12 g - Azúcares 7 g - Fibra dietética 3 g

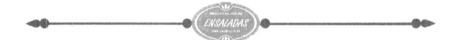

19. Deliciosa y Saludable Ensalada de Fresa y de Espinaca

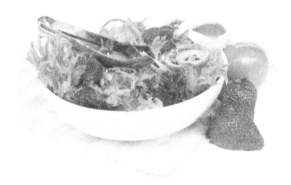

Porciones: 4

Ingredientes:

- 2 cucharadas de semillas de sésamo

- 1 cucharada de semillas de amapola

- 1/2 taza de aceite de oliva extra-virgen

- 1 cucharada de stevia líquida

- 1/4 taza de vinagre blanco destilado

- 1/4 de cucharada de pimentón

- 1/4 de cucharada de salsa Worcestershire

- 1 cucharada de cebolla triturada

- 10 onzas de espinacas frescas orgánicas - lavadas, secas y cortadas en tamaño de un bocado

- ¼ taza de almendras blanqueadas

- ¼ de fresas orgánicas - lavadas, con piel y cortadas en rodajas

Método:

1. Mezcle las semillas de sésamo, el aceite de oliva extra-virgen, el pimentón, las semillas de amapola, las gotas de stevia liquida, el vinagre, la salsa inglesa y la cebolla en un tazón mediano. Cubrir y refrigerar por 1 hora aproximadamente.

2. Mezclar las espinacas, las fresas y las almendras en un tazón grande. Luego rociar el aderezo sobre la ensalada y mezclar. Enfriar durante unos 10 a 15 minutos antes de servir. Disfrútela!

Información nutricional:

Calorías por porción: 490 - Fibra: 6,5 g - Hidratos de carbono: 43 g Colesterol: 0

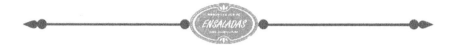

20. Deliciosa y Saludable Ensalada de Espinacas de Tomate y Piña

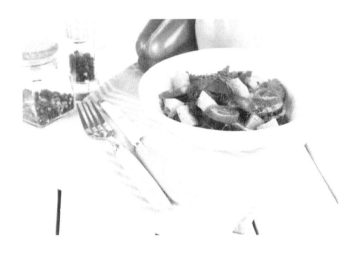

Porciones: 4

Ingredientes:

- 6 tazas de hojas de espinaca orgánica

- 1 1/2 tazas de piña cortada en cubos, en trozos de tamaño de un bocado

- 1 1/2 tazas de tomates cherry, reducidos a la 1/2

Aderezo:

Método:

Colocar la piña, las espinacas y los tomates en un tazón grande. Rociar con un poco del aderezo, mezcle y sirva.

Receta Salsa:

Rendimiento: 1 taza

- 1/2 taza de cebollas pequeñas, picadas

- 1/4 taza de vinagre de sidra crudo de manzana

- 2 cucharadas de pasta de dátiles o 4 dátiles deshuesados

- 1 cucharada de mostaza Dijon

- 4-6 dientes de ajo cocido (o al gusto)

- 1/2 taza de agua pura

- 2 cucharadas de perejil fresco

- Pimienta recién molida al gusto

Método:

Mezcle todos los ingredientes en una licuadora, mezcle hasta que tenga una consistencia suave. Disfrútela!

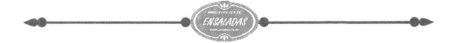

21. Deliciosa Ensalada Saludable de Pepino y Brócoli

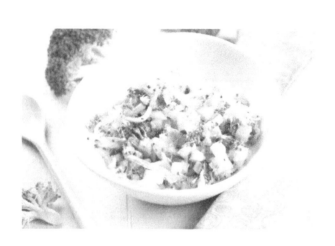

Porciones: 4

Ingredientes:

- 1 Pepino orgánico mediano

- 2 racimos pequeños de brócoli orgánico

- 1/2 de taza de piñones

- 1/3 taza de queso feta

- 2 cucharadas de cebolla verde cortada en rodajas

- 1 cucharada de eneldo fresco, picado

- 5 hojas de menta, picada

- Sal marina, pimienta molida fresca

- 1/3 taza de yogur griego

- 1/2 cucharada de miel de abejas

- 1 cucharada de mayonesa baja en grasa

- 1 cucharada de jugo de limón fresco

Método:

1. Separar el brócoli del tallo y cortarlo en trozos más pequeños.

2. Cortar el pepino en tiras

3. Mezcle el brócoli, la menta, el pepino, el queso feta, el eneldo, los piñones, la cebolla verde, la sal marina y la pimienta en un tazón grande. Revolver hasta mezclar juntos.

4. Mezclar el yogur griego, la miel de abejas, la mayonesa y el jugo de limón en un tazón pequeño.

5. Cubrir las verduras con la salsa hasta que todos los vegetales estén recubiertos de manera uniforme.

   Dejar reposar en la nevera durante unas 2 horas antes de servir y luego mezcle una vez más y disfrute de esta maravillosa ensalada!

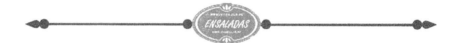

ENSALADAS

22. Deliciosa Ensalada Refrescante de Frutas con Fresas, Mango, Plátano, Uvas, Melocotones, Piña y Kiwi

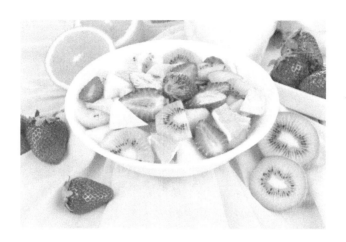

Las frutas tienen propiedades desintoxicantes impresionantes y de gran alcance y efectividad. Pueden restaurar su sistema digestivo y sus movimientos intestinales regulares para que usted pierda peso más rápido y de una manera saludable. Las fresas son ricas en antioxidantes como el ácido elágico, una sustancia que combate eficazmente y naturalmente los radicales libres. Además de esto las fresas están llenas de fibra dietética ideal para perder peso más rápido y más fácilmente. Esta increíble combinación alimenta a su cuerpo de todos los nutrientes que necesita de una manera deliciosa y refrescante.

Ingredientes:

- 20 oz (566 gms) de piña orgánica cortada en cubitos

- 20 oz (566 gms) de melocotones orgánicos

- Una cereza marrasquino (reducir a la mitad guarde el jugo)

- 2 naranjas orgánicas (cortadas en trozos)

- 1 taza de arándanos orgánicos

- 2 tazas de fresas orgánicas (cortadas en cuartos)

- 3 kiwis orgánicos (pelados y cortados en trozos)

- 2 mangos orgánicos (peladas y cortadas en cubitos)

- Una manzana verde orgánica (pelada y cortada en trozos)

- 2 plátanos orgánicos (cortados en rodajas finas)

- 2 tazas de uvas orgánicas (cortadas en mitades)

- 2 cucharadas de miel de abejas

- 2 tazas de uvas (negras, cortadas a la mitad)

- 2 cucharadas de jugo de cereza

Método:

1. Organizar toda la fruta en un tazón grande.

2. Dependiendo de la cantidad de jugo que desee en la ensalada, rociar con la miel en la parte superior de las frutas, 1/ 2 taza de jugo si desea más, y 1/ 4 de taza de jugo si desea menos.

3. Agregue el jugo de cereza y revuelva para mezclar las frutas y distribuya la miel y el jugo de cereza.

4. Cubra y coloque en la nevera durante aprox. 1 hora.

5. Antes de servir, corte finamente el plátano y mézclelo en la ensalada, mezclándolo también con el jugo.

6. Servir y disfrutar!

Información nutricional:

Cantidad por porción

Calorías 336,9 - Calorías de grasa 10 - Grasas totales 1,1 g - Grasas saturadas 0,2 g

Colesterol 0,0 mg - Sodio 11,7 mg - Carbohidratos Totales 87.3 g

Fibra 10,1 g - Azúcares 67,8 g - Proteínas 3,9 g

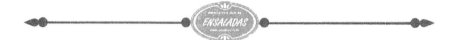

23. Deliciosa Ensalada Caprese Rápida y Fácil con Focaccia

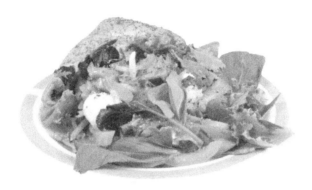

Porciones: 1

Esta es una comida rápido y muy fácil de preparar. Esta ensalada puede ser un aperitivo o una merienda maravillosa y saludable para disfrutar en cualquier momento que se sienta hambre. Disfrútela!

Ingredientes:

- Una taza de tomates cherry cortados a la mitad (alrededor de 12)

- 1 oz (28 gms) de queso mozzarella fresco en rodajas

- 1 cucharada de albahaca fresca picada

- 1 cucharada de vinagre de balsámico

- 1 pan focaccia

Método:

Mezclar todos los componentes en un recipiente, y servir con pan focaccia y disfrutar!

Información nutricional:

Por porción: 141 calorías, 6,4 g de grasa (3,5 g saturadas), hidratos de carbono 11,8 g, 2,5 g de fibra, azúcares, proteínas 7,8 g 9g

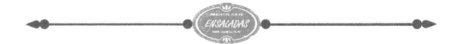

24. Ensalada Súper-Rápida, Saludable y Fácil de Camarones

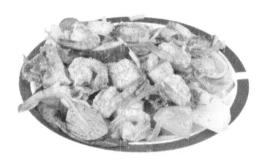

- 1 ½ libras (680 gms) de camarones, cocidos y limpios

- ¼ de taza de aceite de oliva extra-virgen

- Jugo de limón orgánico

- 1 diente de ajo orgánico, picado

- 1 cuchrada de perejil fresco, picado

- 1 pepino orgánico cortado en rodajas

- Sal de mar y pimienta, al gusto

Método:

1. Cocine y retire la cascara y desvene los camarones. Mezclar los ingredientes restantes (excepto el perejil) para el aderezo.

2. Luego rociar el aderezo sobre los camarones en un plato para ensaladas y mezclar hasta que todos los ingredientes estén bien cubiertos.

Sirva caliente o tapar y enfriar en la nevera durante aprox. 1 hora. Espolvorear con perejil orgánico fresco antes de servir. Disfrútela!

Esta es una receta deliciosa rápida y fácil de preparar baja en calorías que usted puede disfrutar como una comida o un aperitivo en cualquier momento del el día.

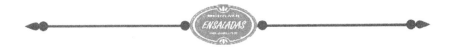

25. Deliciosa y Saludable Ensalada Fresca Mediterránea con Quinoa

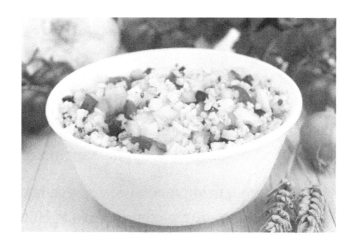

Rinde de 4 a 6 porciones

Ingredientes:

- Una taza de quinua cocida

- 2 tazas de agua pura

- ½ limón orgánico exprimido

- ¼ de taza de cebolla roja orgánica, cortada en cubitos

- ¼ taza (alrededor de 10), aceitunas Kalamata, sin semillas y en rodajas

- 2 cucharadas de aceite de oliva extra-virgen

- 2 tazas de pepino, pelado y picado

- 1 taza de tomates cherry, cortados en cuartos

- Sal de mar y pimienta fresca al gusto

- 1/3 de taza de queso feta

Método:

1. Lavar la quinoa durante aprox. 2 minutos y con las manos hasta que se deshaga de todas las saponinas.

2. Hervir el agua en un tazón mediano, agregue la quinoa y sal marina al gusto. Tan pronto como hierva el H2O reducir el fuego a bajo y cubrir, cocine a fuego lento cubierto durante 15 minutos. Retire del fuego y mientras lo mantiene cubierto por otros 5 minutos sin levantar la tapa, después de esto separe la quinoa desmenuzándola suavemente con un tenedor y colocar aparte en un tazón grande para que se enfríe.

3. Cortar todas las verduras, mientras que la quinua se enfría. Agregue la cebolla, el tomate, el pepino, las aceitunas, la quinua ya fría, y exprimir medio limón por encima.

4. Rocíe el aceite de oliva sobre la quinoa, a continuación, agregar queso feta, sal marina y pimienta al gusto y mezcle bien. Sal marina al gusto y modificar según sea necesario, agregue el jugo de limón, si es necesario.

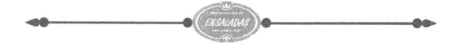

ENSALADAS

26. Súper Fácil y Saludable Ensalada de Rábano Orgánico

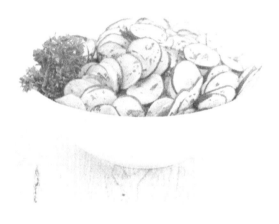

Esta es una excelente receta de ensalada para descomponer las grasas y para una desintoxicación efectiva y natural. Los rábanos tienen facultades diuréticas que ayudan a eliminar las toxinas y a expulsarlas fuera de su sistema de una manera natural y eficaz. Otro ingrediente presente en esta deliciosa y refréscate ensalada es el cilantro que no sólo le da a esta ensalada un gran sabor, sino que también ayuda a la eliminación de los metales pesados y expulsar las toxinas de su sistema. Usted puede utilizar esta súper hierba saludable en prácticamente todas sus recetas sanas y limpias para obtener todos los beneficios de desintoxicación que tiene.

Rinde de 4 a 6 porciones

Ingredientes:

- 2 cucharadas de sidra de manzana

- 2 cucharadas de aceite de oliva extra-virgen

- 2 cucharadas de jugo de naranja

- 2 cucharadas de jugo de limón fresco

- 1 cucharada de miel de abejas

- Sal de mar y pimienta recién molida negra

- 12 oz (340 gms) de rábanos orgánicos, cortada en gajos y rebanadas

- ¼ taza de cebolla roja finamente picada orgánica

- ¼ taza de cilantro fresco orgánico

Método:

Mezcle la sidra, el aceite de oliva extra-virgen, el zumo de naranja, el jugo de limón y la miel de abejas hasta que la miel se disuelva en un tazón grande. A continuación, agréguele gusto y sabor con una pizca de sal marina y pimienta. Añadir los trozos de rábano, cebolla roja y cilantro. Mezcle suavemente y enfriar en la nevera durante aprox. 1 hora. Usted puede deleitarse con esta súper ensalada saludable a temperatura ambiente o fría. Disfrútela!

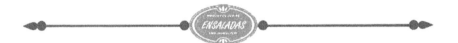

27. Refrescante y Deliciosa Ensalada Vegetariana con Tomates y Pepino

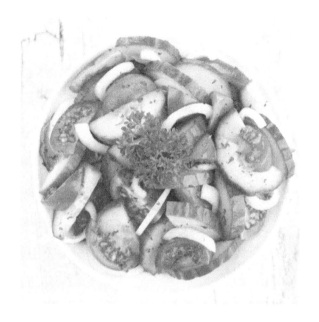

Esta es una maravillosa súper refrescante ensalada llena de nutrientes y de anti-oxidantes. Esta ensalada es ideal para quemar grasa y para una dieta natural de limpieza de colon, se le puede añadir algún tipo de proteína si quiere transformarla en una comida completa. Las claras de huevo, el pollo o el salmón funcionan bien para agregarle proteína. Disfrútela! Para su dieta detox recomiendo esta ensalada saludable como un gran comienzo para preparar su cuerpo para una desintoxicación completa a partir de jugos verdes naturales.

Porciones: 6

Ingredientes:

- 1/3 de taza de vinagre de vino tinto

- 1 cucharada de <u>stevia líquida</u>

- 2 pepinos orgánicos grandes, pelados, sin semillas y cortados en rodajas media pulgada (1.3 cms.)

- 1 cucharada de sal marina

- 3 tomates grandes orgánicos, picados

- 2/3 de taza de cebolla orgánica roja picada

- ½ taza de menta fresca picada

- 2 cucharadas de aceite de oliva extra-virgen

- Sal de mar y pimienta al gusto

- 6 cucharadas de cilantro orgánico

Método:

1. Mezclar el vinagre, la stevia liquida, y la sal marina en un tazón grande. Agregar los pepinos en rodajas, y deje marinar durante aprox. Por una hora, revolviendo ocasionalmente.

2. Revuelva suavemente los tomates, la menta, la cebolla y el aceite de oliva con los pepinos orgánicos marinados. Agréguele más sabor con la sal de mar y con la pimienta. Espolvoree una cucharada de cilantro sobre cada una de las porciones y sírvala y disfrútela! El cilantro es un excelente ingrediente que le ayuda a su cuerpo a desintoxicarse de los metales pesados. Esta hierba aromática no solo desintoxica y limpia su sistema internamente es también excelente para combatir el mal aliento y le da un sabor delicioso a sus comidas.

Información nutricional:

Calorías: 89 – Fibra: 1,8 g – Hidratos de carbono: 11,5 g – Colesterol: 0 mg

Proteínas: 1,6 g – Grasas: 4,7 g – Sodio 559 mg

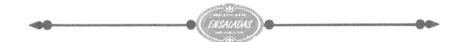

28. Deliciosa Ensalada Vegetariana con Tomates, Aguacate y Maíz

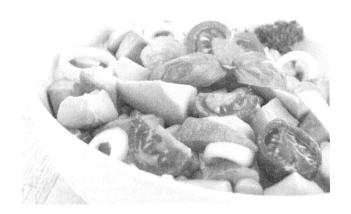

Ingredientes:

Para la ensalada:

- 1 taza de tomates picados orgánicos o tomates cherry pequeños

- 3 tazas ensalada mezcla primavera (compuesta de una variedad de verduras y hierbas como el diente de león, la rúcula, la achicoria y la endibia, se consigue esta mezcla ya lista en bolsas en los supermercados).

- 1 aguacate orgánico grande, cortado en trozos pequeños

- ½ taza de granos de elote (maíz fresco se recomienda, sin congelar)

- 8 oz (aproximadamente 1 taza) de mozzarella fresco, cortado en trozos pequeños

- ½ taza de albahaca fresca

Para la Vinagreta:

- Jugo de limón de 1 limón orgánico

- 2 cucharadas de vinagre balsámico

- Aceite de oliva ¼ de taza

- Sal de mar y pimienta al gusto

Método:

1. Mezcle todos los ingredientes para la ensalada en un tazón grande. Revuelva para distribuir uniformemente.

2. Mezcle el vinagre balsámico y el jugo de limón en un tazón pequeño, mientras que bate constantemente, añadir el aceite de oliva. Sazone con sal de mar y pimienta al gusto.

3. Vierta la vinagreta sobre la ensalada antes de servir, mezclar suavemente, y sírvala en platos.

Disfrute de esta deliciosa ensalada!

Esta ensalada sana y deliciosa se puede transformar en una comida completa con la adición de proteína como pescado, atún o pollo.

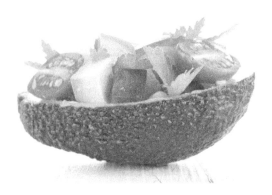

Un buen tip para esta ensalada: Usted puede incluso utilizar los aguacates como platos de servir! Esta presentación es perfecta además de ser deliciosa y súper saludable! Esta es una gran y sencilla idea si quiere sorprender a sus invitados en la mesa.

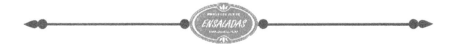

29. Deliciosa y Saludable y Ensalada de Quinoa y Frijoles Negros

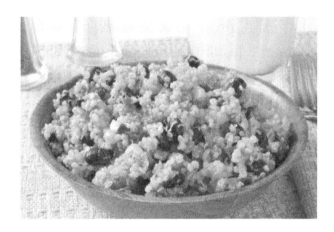

Usted puede seguir adelante con la preparación de los otros componentes de esta deliciosa ensalada saludable mientras espera a que se cocine la quinoa.

Rinde de 4 a 6 porciones

Ingredientes:

- 1 taza de quinua de grano orgánica, bien enjuagada

- ½ cucharada de sal marina

- 2 tazas de agua pura

- 2 cucharadas de jugo de limón

- 1/3 de taza de cebolla roja picada orgánica

- 15 onzas (425 g) de frijoles negros, escurridos y enjuagados

- 1 taza de granos de maíz congelados, descongelados, o 1 taza de maíz fresco, pre-cocido, escurrido y enfriado (aproximadamente la cantidad de granos de una mazorca de maíz)

- 3 tomates orgánicos medianos, sin semillas y cortados en trozos

- 5 oz (141 g) de queso feta cortado en cubos 1.5 cms aprox. O ½ pulgada

- 1 jalapeño, sin semillas y finamente picado (opcional)

- 3 cucharadas de aceite de oliva extra-virgen

- ¼ taza de cilantro picado, incluyendo tallos tiernos

Instrucciones:

4. Ponga la quinoa lavada, la sal marina y el agua en una olla y llevar a ebullición. Tape y cocine a fuego lento hasta que la quinoa absorba toda el agua, aprox. De 10 a 15 minutos. Retirar del fuego y dejar reposar durante cinco minutos aproximadamente. Disponer en un recipiente grande y esponjar con un tenedor para ayudar a que se enfríe más rápido.

5. Prepare el resto de la ensalada mientras la quinoa se cocina. Remojar las cebollas rojas en el jugo de limón y ponerlas aparte. Remojar la cebolla en jugo de limón (jugo de limón o agua) para ayudar a remover la cascara de esta. En un tazón grande combine granos de maíz, los frijoles negros, los tomates, el queso feta, los jalapeños, el cilantro y moje estos ingredientes con el aceite de oliva extra-virgen.

6. Una vez que la quinua se ha enfriado, se combínela en la mezcla de frijoles. Agregue el jugo de limón y la cebolla roja y añada sal marina, aceite extra o jugo de limón al gusto. Servir a temperatura ambiente.

Nota: también se puede tratar de hacer esta ensalada saludable mediante la combinación de la quinoa con arándanos secos y almendras fileteadas para que pueda obtener una deliciosa mezcla también. Para reemplazar el queso también se puede espolvorear esta receta de ensalada con unas semillas de calabaza crudas en su lugar. Disfrútela!

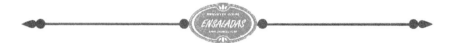
ENSALADAS

30. Ensalada de Sandía Deliciosa y Saludable

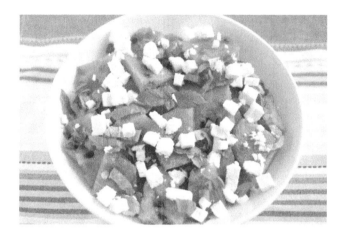

Esta es una deliciosa ensalada increíblemente refrescante que puede ser disfrutada como un estupendo aperitivo saludable en cualquier momento del día. También puede utilizar la menta fresca en lugar de cilantro para esta refrescante receta.

Ingredientes:

- 3 cucharadas de jugo de limón

- 1 taza de rodajas de cebolla roja, cortada a lo largo

- 15 tazas de cubitos de sandía

- 3 tazas de cubos de pepino Inglés

- 8 onzas (226 g) de queso feta cortado en cubitos

- ½ taza de cilantro fresco picado

- Sal marina

- Pimienta negra

Método:

1. Rocíe el jugo de limón sobre las cebollas rojas en un tazón pequeño. Dejar marinar mientras se prepara la ensalada.

2. Mezcle suavemente la sandía, el queso feta, el pepino y el cilantro en un tazón grande. Dele sabor con la pimienta negra. Mezcle la ensalada de sandía con las cebollas marinadas y sazonar con sal de mar justo antes de servir.

Información nutricional:

Calorías: 94 kcal – Hidratos de carbono: 14,2 g – Colesterol: 13 mg – Grasas: 3,5 g

Fibra: 1 g – Proteínas: 3,4 g

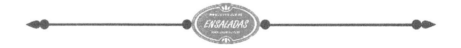

31. Ensalada Súper Saludable de Repollo Verde

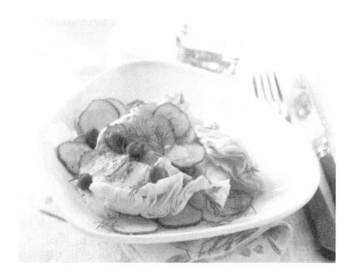

Un buen consejo para mantener esta ensalada crujiente es empapar las verduras en agua helada antes de servirlas y luego drenar el agua utilizando centrifugador de ensaladas antes mezclarla con el aderezo. (http://tinyurl.com/centrifugador-de-ensaladas).

Ingredientes:

- 1 ¼ libras (6 tazas) de repollo verde o col, muy finamente cortado en rodajas en una mandolina para cocina

(http://tinyurl.com/mandolina-para-cocina)

- 1 cebolla dulce mediana, muy finamente cortada en rodajas

- 1 ½ libras de bulbos de hinojo-reducido a la mitad, sin corazón y muy finamente rasurados en una mandolina de cocina

- Agua helada

- 1 pepino sin semillas cortado a la mitad longitudinalmente y transversalmente en rodajas de 1/8 de pulgada de grosor (1/3 de cm)

- Sal marina

- 1 taza de crème fraîche

- 2 cucharadas de vinagre de vino blanco

- ½ taza de eneldo picado

- 3 cucharadas de semillas de amapola

Método:

1. Organizar el repollo, la cebolla y el hinojo en 3 recipientes separados y cubrir con agua helada; dejar reposar durante aprox. 30 minutos. Escurrir las verduras y centrifugarlas en una ensaladera. En otro tazón, mezcle los pepinos con dos cucharadas de sal marina y cubierta con agua helada. Dejar reposar durante 30 minutos, escurrir y secar.

2. Batir la crema de leche con el vinagre en un tazón grande, a punto de nieve. Añadir el eneldo y semillas de amapola y condimentarlo con sal marina. Mezclar con el hinojo, repollo, pepino y cebolla, y servir de inmediato. Disfrútela!

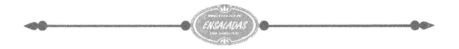

32. Deliciosa Ensalada Italiana Panzanella

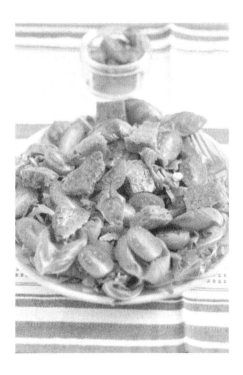

Esta deliciosa ensalada es hecha con las sobras de pan. El uso de pan duro hace que esta ensalada sea única ya que el pan absorbe todos los sabores permanece deliciosamente crujiente comió el mismo tiempo. En la cocina italiana tradicional, nada se desperdicia.

Ingredientes:

- 1 pan ciabatta de un día de añejo, sin bordes, cortado en cubos

- 1 oz de aceite de oliva extra-virgen (2 cucharadas)

- 3 oz de vinagre balsámico (2 cucharadas y ½)

- Un diente de ajo orgánico, triturado

- 5 tomates maduros orgánicos, picados en trozos grandes

- Una cebolla roja pequeña, finamente rebanada

- La mitad de un manojo de albahaca orgánica

- Sal marina y pimienta

Método:

7. En un horno precalentado hornear los trozos de pan hasta que estén dorados y secos. Deje que se enfríe.

Mezcle el pan con vinagre y el aceite de oliva extra-virgen en un tazón. Añadir el tomate orgánico y la cebolla orgánica y corte las hojas de albahaca y espárzalas encima. Mezcle de nuevo, añádale sabor con la sal y pimienta al gusto y ahora está listo para ser servida, disfrútela!

Esta es una ensalada baja en calorías.

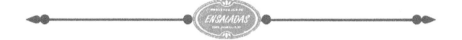

33. Deliciosa Ensalada Mediterránea con Tomates y Mozzarella

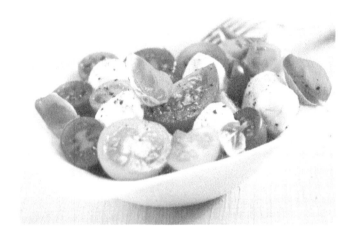

Esta ensalada es fácil de preparar y muy refrescante y se hace con pequeñas bolas de queso mozzarella y tomates cherry. En una dieta limpia hay que limitar la cantidad de grasa saturada que se consume, por lo tanto el consumo de pequeñas cantidades de queso está bien. Optar por un queso mozzarella bajo en grasa.

Ingredientes:

- 4 tazas (1 ¼ de libra) de tomates cherry bien lavados

- 8 oz de bolas pequeñas de queso fresco bajo en grasa mozzarella (226 g)

- ½ taza de hojas de albahaca fresca, lavadas

- 2 cucharadas de aceite de oliva extra-virgen

- Sal del mar

Método:

Con un cuchillo afilado, cortar los tomates cherry por el medio. Cortar en pedazos pequeños la albahaca. Combine los tomates cherry, la albahaca y las bolas de queso mozzarella en un tazón mediano. Rociar con 2 cucharadas de aceite de oliva extra-virgen y espolvorear con un poco de sal de mar, añadir más aceite y sal marina al gusto.

Información nutricional

Cada porción: Calorías: 140 – Proteínas: 6,9 g – Grasas: 11 g – 5 g de grasa saturada:

Hidratos de carbono: 4,3 g – Fibra: 1,4 g – Sodio: 123 mg – Colesterol: 25mg

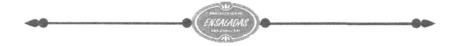

34. Deliciosa Ensalada de Zanahorias y Pepino

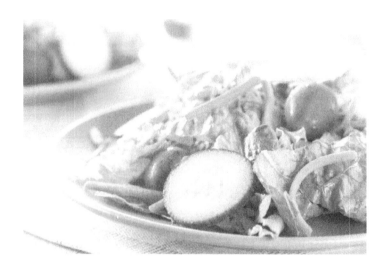

Porciones: 2

Ingredientes:

- ¼ de taza de vinagre de arroz natural

- Una cucharada de stevia líquida

- ½ cda. De aceite vegetal

- ¼ cda. De jengibre pelado rallado

- ¼ cda. De sal marina

- Una taza de zanahoria cortada en rodajas o rayada

- 2 cdas. De cebolla verde orgánica cortada en rodajas

- ½ pepino orgánico – reducido a la mitad cortado longitudinalmente, sin semillas y en rodajas

- 2 cucharadas de pimiento rojo picado

Método:

1. Batir el vinagre de arroz, la stevia liquida, el aceite vegetal, el jengibre y la sal en un recipiente de cocina hasta que la stevia y la sal se disuelvan en un aderezo suave.

2. Mezcle la zanahoria, la cebolla, el pimiento y el pepino en el aderezo para cubrir uniformemente.

3. Cubra el tazón con un film plástico de cocina y refrigere hasta que se enfríe, aproximadamente 30 minutos.

Información nutricional

Calorías 59 kcal Hidratos de carbono 11,5 g – Colesterol 0 mg – Grasas 1,4 g

Fibra 2,4 g – Proteínas 1,2 g – Sodio 336 mg

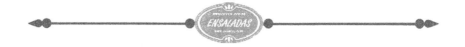

35. Deliciosa Ensalada de Pasta Penne con Salmón y Brócoli

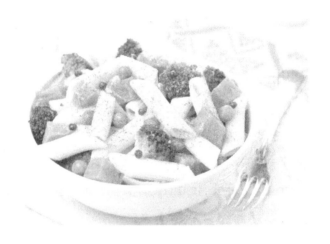

Ingredientes:

- 1 libra de grano entero de penne pasta

- Sal marina

- Pimienta negra recién molida

- 8 oz de salmón ahumado (226 g), cortado en trozos de 1 pulgada (2.5 cms)

- ½ libra de guisantes verdes congelados (450 gms)

- 1 taza de brócoli orgánico

- 1 limón orgánico

- ½ taza de jugo limón orgánico

- 2 cdas. De aceite de oliva extra-virgen

- ½ taza de cebollas verdes

- 1 taza de caldo de pollo

- Eneldo fresco (para decorar)

Método:

1. Hervir el agua con sal para cocinar la pasta.

2. Cocine, revolviendo hasta que la pasta esté "al dente".

3. Escurrir la pasta y retornar a la olla caliente.

4. Añadir los guisantes, el salmón ahumado, la ralladura de limón, el jugo de limón, el brócoli, el aceite de oliva, las cebollas verdes, y almacenar.

5. Cocine a fuego lento hasta que esté caliente.

6. Revuelva.

7. Añadir sal marina y pimienta al gusto.

8. Decorar con eneldo fresco.

Información nutricional:

Calorías 597,5 – Calorías de Grasa 109 – Grasas 12,1 g – Grasas saturadas 3,4 g

Colesterol 23,2 mg – Sodio 644,5 mg – Carbohidratos 100,3 g

Fibra 14,8 g – Azúcares 4,1 g – Proteínas 23,9 g

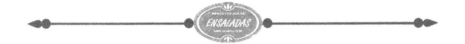

36. Deliciosa y Saludable Ensalada de Tofu, Tomates y Rúcula

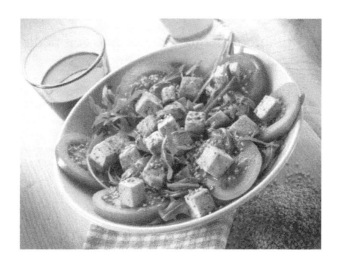

Esta deliciosa ensalada se puede servir como una comida completa y es muy fácil de preparar y también es súper saludable. El ingrediente tofu le da a esta receta fácil y maravillosa poderes más nutritivos y proteínas mientras absorbe el sabor de las cebollas verdes y de los tomates. Se puede espolvorear un poco de queso feta para mejorar esta receta de ensalada y un poco de sal marina.

Porciones: 4

Ingredientes:

- 1 (12 onzas) paquete de tofu extra firme, escurrido

- 2 cdas. De aceite de oliva extra-virgen

- 2 dientes de ajo, picados

- 1 manojo de cebolletas, cortadas en trozos largos ¼ de pulgada (1/2 cm)

- 4 tomates orgánicos pequeños, cortados en pedazos ¼ de pulgada (1/2 cm)

- 2 cdas. De albahaca fresca, picada o 1 cucharadita de hojas secas de albahaca

- ¼ de taza de queso feta desmenuzado

- Sal de mar

- Pimienta recién molida negra

Método:

1. Cortar un bloque de tofu en medio y colocar sobre en toallas de papel cocina. Cubra la parte superior con toallas de papel de cocina y presione hacia abajo para eliminar parte del fluido. Cortar en trozos de media pulgada cuadrados (1.27 cms).

2. Calentar el aceite de oliva extra-virgen en una sartén grande a fuego medio-alto. Agregue el tofu y saltear hasta que estén dorados por todos los lados, aprox. 10 minutos. Agregue el ajo y caliente durante 2 minutos. Agregue las cebollas verdes orgánicos y cocine por dos minutos. Quite

del fuego y agregue el tomate y la albahaca. Distribuir entre cuatro platos de servir y adornar con el queso feta desmenuzado. Disfrútela!

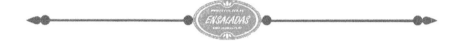

37. Deliciosa y Refrescante Ensalada de Pepino y de Manzana

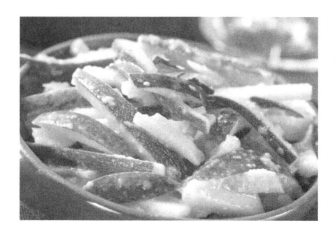

Esta es una receta de ensalada muy refrescante y saludable para un día de calor o simplemente para disfrutar como un aperitivo bajo en calorías en cualquier momento durante el día. Su suave sabor dulce natural hace de esta receta un platillo que debe incluir en sus menús alimenticios limpios y saludables. Disfrútela!

Porciones: 1-2

Ingredientes:

- Un pepino orgánico, pelado

- Una manzana roja orgánica

- Una cucharada de miel de abejas

- Una cucharada de jugo de limón

- Una cucharada de vinagre de manzana

- Espolvorear con unas semillas de sésamo

Método:

Mezcle el jugo de limón, la miel de abejas, el vinagre de manzana y las semillas de sésamo. Cortar el pepino orgánico en rodajas finas, y la manzana en trozos tamaño bocado o en rodajas. Revuelva con la mezcla de aderezo. Esta receta súper saludable se sirve un plato grande o dos pequeños tazones para ensalada.

Información nutricional

Cantidad por porción: Calorías: 166.7 – Grasa total: 0.8 g – Colesterol: 0,0 mg

Sodio: 5,9 mg – Carbohidratos: 42,8 g – Fibra: 4,9 g – Proteínas: 1,4 g

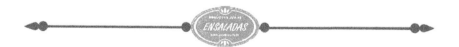

38. Deliciosa Ensalada de Pasta con Mozzarella y Tomates

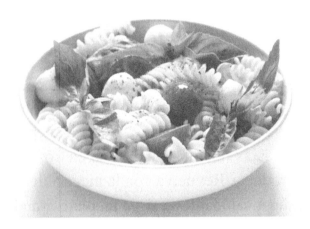

Porciones: 8

Ingredientes:

Aderezo:

- 6 cdas. De aceite de oliva extra-virgen

- Media taza de tomates secos envasados en aceite, escurridos

- ¼ de taza de vinagre de vino tinto

- 1 cucharada de alcaparras, escurridas

- 1 diente de ajo picado

Ensalada:

- 1 libra de pasta de tornillo (utilizar Pasta sin gluten) (453 gms)

- 2 tazas de tomates cherry, cortados a la mitad

- 8 oz (226 g) de queso mozzarella fresco en agua, escurrido y cortado en trozos de ½ pulgada (1.27 cm)

- Media taza de olivas kalamata

- 1 taza de hojas de albahaca fresca, cortada en rodajas finas

- ½ taza de queso rallado parmesano bajo en grasa

Método:

1. Hierva agua en una olla grande.

2. Mientras tanto, en un procesador de alimentos, prepare el aderezo: Mezcle todos los ingredientes del aderezo.

3. Procesar hasta tomates secos estén cortados en trozos.

4. Transferir a un tazón pequeño y dejar a un lado.

5. Añadir una cucharadita de sal y la pasta al agua hirviendo, revolviendo de vez en cuando para evitar que se pegue.

6. Cocine hasta que la pasta esté suave (al dente) (unos 11 min.) Y escurrir bien.

7. Pasar a un tazón grande.

8. Agregue el aderezo a la pasta caliente y revuelva para cubrir.

9. Dejar enfriar, revolviendo de vez en cuando.

10. Agregue los tomates, mozzarella, albahaca, parmesano y aceitunas.

11. Dele sabor con sal de mar y pimienta al gusto.

12. Revuelva para mezclar y servir a temperatura ambiente.

Información nutricional

Calorías por porción 440 – Calorías de Grasa 180 – Total 20 g Grasa

Colesterol 25 mg – Sodio 440 mg – Potasio 380 mg 11%

Carbohidratos 48 g – 3 g de fibra dietética – Azúcares 5g – Proteína 17g

---

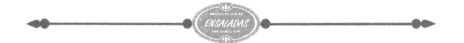

39. Súper Saludable Ensalada de Espárragos y Radicchio

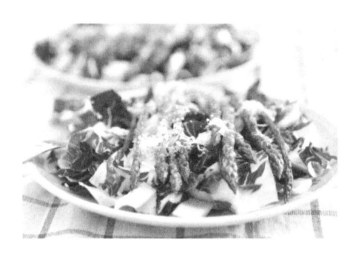

Porciones: 8

Ingredientes:

- ¼ taza de aceite de oliva extra-virgen

- ½ taza de nueces de pino

- 1 manojo de espárragos, limpios y cortados en un ángulo en dos secciones de 1 pulgada (1.3 cms)

- Sal marina y pimienta

- 1 cabeza de radicchio orgánica (achicoria roja), cortada en cuartos longitudinalmente y transversalmente en rodajas finas

- 1 libra de escarola belga (alrededor de 3 cabezas), cortadas a la mitad longitudinalmente y transversalmente en rodajas finas

- 1 cda. De picado de pepperoncini

- 2 dientes de ajo orgánico, cortados en rodajas finas

- 3 cdas. De vinagre balsámico

- ¼ taza de perejil picado fresco orgánico

Método:

1. Calentar 1 y media cucharada de aceite de oliva extra-virgen a fuego medio en una sartén mediana antiadherente. Añadir los piñones y freír, revolviendo ocasionalmente, hasta que estén dorados, unos 5 minutos, luego moverlos a un plato.

2. En la misma sartén, caliente 1 y media cucharada de aceite de oliva extra-virgen a fuego medio. Añadir los espárragos y cocine hasta que tenga una consistencia de color verde y estén crujientes y brillantes, aprox. Durante 2 minutos, añadir un poco de sabor con sal de mar y pimienta. Pasar a un tazón grande y mezcle con la achicoria, escarola y el pepperoncini.

3. En la misma sartén, calentar las 3 cucharadas restantes de aceite de oliva a fuego medio. Suplemente con ajo y cocine durante aproximadamente un minuto. Agregue el

vinagre y especias con sal y pimienta. Cocine hasta que estén ligeramente reducidos, por unos 2 minutos. Rocíe sobre la ensalada, añadir los piñones y el perejil y mezclar.

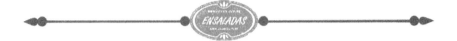

40. Deliciosa y Saludable Ensalada de Palmitos, Aguacate y Tomate

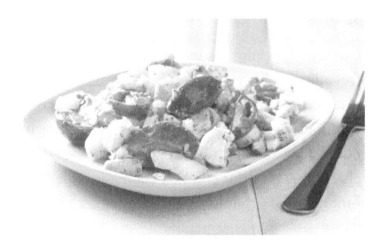

Porciones: 4

Ingredientes:

- 15 oz de palmitos (28n gms) escurridos y cortados en rodajas

- 2 aguacates orgánicos pequeños, cortados en cubitos

- 2 cucharadas de jugo de limón orgánico recién exprimido

- Una taza de tomates pequeños cherry, cortados en ½

- ¼ taza de rodajas finas de cebolla orgánica verde (también puede utilizar cilantro)

- ½ taza de cilantro picado (si se desea)

- Sal del mar Mediterráneo para sazonar

Método:

8. Coloque los palmitos en un colador situado en el fregadero y dejarlos escurrir mientras se prepara el resto de ingredientes. Poner los aguacates cortados en cubos en un tazón grande, de manera que usted pueda luego poner todos los componentes de la ensalada y mezclar con dos cucharadas de jugo de limón fresco orgánico.

9. Cortar los palmitos en pequeños anillos de ½ pulgada (1.27 cm). Cortar los tomates cherry por el medio. Cortar las cebollas verdes y picar el cilantro (si está utilizando cilantro).

10. Mezcle los tomates, los palmitos y la cebolla verde con el aguacate y la mezcla de jugo de limón y, a continuación, agregar el jugo de limón al gusto adicional. Utilice la sal del mar Mediterráneo para sazonar y darle más sabor a esta deliciosa ensalada al gusto y utilizar cilantro picado (si se desea) para agregar a la mezcla.

Usted puede servir esta ensalada inmediatamente o almacenar en el refrigerador durante unas horas y luego estará lista para servir. Disfrute de esta ensalada baja en calorías ahora!

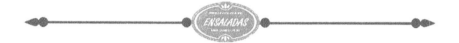

41. Deliciosa y Refrescante Ensalada de Piña y de Aguacate

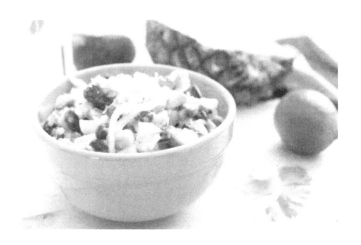

Porciones: 12

Esta ensalada es ideal para disfrutarla como un aperitivo refrescante en cualquier momento del día, es muy saludable y refrescante!

Ingredientes:

- Una taza y media de pepinos orgánicos – pelados, sin semillas y cortados en cubos

- ½ taza de cebolla roja orgánica

- 1 taza de uvas pasas sin semilla

- 2 cucharadas de jugo de limón

- ¾ cucharadita de sal marina

- 2 ½ tazas de piña orgánica, peladas y cortadas en dados de media pulgada (1.23 cm)

- 2 aguacates orgánicos – pelados, sin semilla y cortados en cubitos

Método:

11. Mezcle la cebolla, los pepinos, las uvas pasas sin semillas, el jugo de limón y la sal del mar en un tazón grande. Añadir el aguacate y la piña. Revuelva ligeramente para combinar.

Información nutricional

Calorías 77 kcal – Hidratos de carbono 8,7 g – Colesterol 0 mg – Grasa 5 g

Fibra 3 g Proteínas 1,1 g – Sodio 149 mg

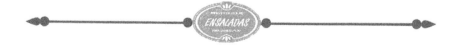

42. Deliciosa y Saludable Ensalada de Piña, Rúcula y Remolacha

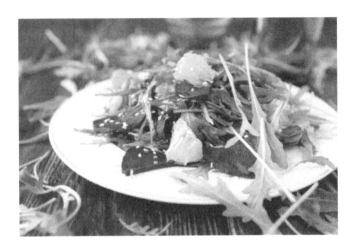

Esta deliciosa ensalada no sólo es excelente para bajar de peso y para la desintoxicación natural de su cuerpo, también tiene **poderes anti-inflamatorios** gracias al ingrediente de la piña que contiene un poderoso antioxidante llamado **bromelina**. Disfrútela!

Porciones: 4

Ingredientes:

- 4 tazas de hojas de rúcula desmenuzada

- ¼ de piña fresca orgánica – pelada, sin corazón y picada

- ¼ de cebolla orgánica roja, cortada en rodajas finas

- ¼ taza de cilantro picado fresco orgánico

- 3 cucharadas de vinagre de manzana

- 1 cucharada de aceite de oliva extra-virgen

- 2 cucharadas de miel de abejas

- ¼ cucharada de sal marina

Método:

12. Combine la cebolla, la rúcula, la piña y el cilantro en una ensaladera. Batir con el aceite de oliva extra-virgen, el vinagre de manzana, la miel de abejas y la sal de mar en un tazón pequeño; rociar el aderezo sobre la ensalada y revuelva para luego cubrir.

Información nutricional

Calorías 64 kcal – Hidratos de carbono 7,7 g – Colesterol 0 mg – Grasas 3,6 g

Fibra 0,9 g Proteínas 0,8 g – Sodio 154 mg

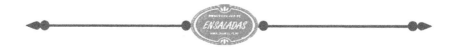

43. Deliciosa Ensalada de Pepino Estilo Tailandés

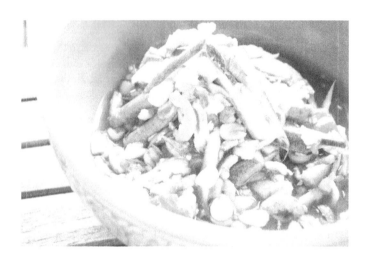

Esta ensalada constituye un plato perfecto o incluso una maravillosa comida ligera que se puede incorporar a sus menús saludables limpios y nutritivos.

Porciones: 2

Ingredientes:

- ¼ taza de salsa tailandesa Pat *

- Una cucharada de cilantro fresco (picado)

- Una cucharada de cacahuetes (picados) o puede utilizar las nueces en su lugar

- Una cucharada de vinagre de arroz

- 2 cucharadas de líquido de stevia

- Una cucharada de salsa de pescado

- 35 cucharadas de hojuelas de pimiento rojo

- Una cucharada de aceite de sésamo tostado asiático

- Un pepino orgánico (cortado en rodajas finas)

- 35 cucharadas de raíz de jengibre fresco (picado)

Método:

Mezcle la salsa tailandesa, los cacahuetes, el cilantro, el vinagre de arroz, la stevia, el aceite de sésamo, la salsa de pescado, el pimiento rojo y el jengibre en un tazón grande. Agregue el pepino. Cubrir y enfriar durante 10 minutos antes de servir.

* Nota: para sustituir la salsa tailandesa Pat puede utilizar mezcla de tomate y pasta con 2 cdas. De jugo de limón que se traducirá en una versión de este clásico de Asia con su equilibrio entre dulce y amargo.

Información nutricional

Calorías 113 Kcal – Hidratos de carbono 17,6 g – Colesterol 0 mg – Grasas 4,8 g

Fibra 1,6 g – Proteínas 2,1 g – Sodio 223 mg

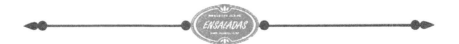

44. Deliciosa Ensalada de Pollo y Sésamo

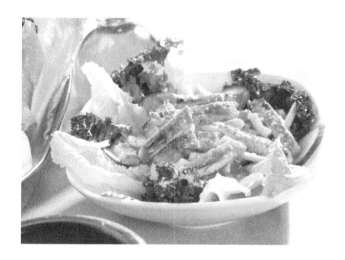

Porciones: 4

Ingredientes:

- ¾ taza de jarabe de arce claro

- 1/3 de taza de salsa de soja

- ½ taza de mostaza picante dulce

- ½ taza de semillas de sésamo, una mezcla de blanco y negro o todo blanco

- Aceite vegetal ¼ taza, 3 ó 4 vueltas en la sartén, en total

- 1 1/3 libras de pechuga de pollo (590 gms)

- Sal marina y pimienta negra

Aderezo de Ensalada:

- Uno y medio centímetros de raíz de jengibre fresco, rallado o picado

- 3 cucharadas de vinagre de arroz

- ¼ taza de salsa de pato chino

- Aceite vegetal ¼ taza

Ensalada:

- 5 a 6 oz de verduras tiernas mezcladas, 1 bolsa

- ¼ de pepino Inglés o sin semilla, reduce a la mitad longitudinalmente y luego en rodajas finas en un ángulo

- ½ taza de zanahoria rallada, un par de puñados

- 4 cebollines, finamente cortado en un ángulo

- ¼ libra de arveja china, cortada en un ángulo

- Fideos chinos fritos para decorar

Método:

1. caliente en un tazón el Jarabe de arce, la soja y la mostaza dulce. Sazone el pollo con sal marina y la pimienta negra por igual en ambos lados. Agregar trozos

de pollo a la mitad de la marinada y cúbralos con la mezcla. Póngalo aparte. Guarde el residuo para aderezo.

2. Precaliente una sartén grande antiadherente a fuego medio-alto. Usando una pala de utensilio extienda las semillas de sésamo. Sumerja los trozos de pollo en las semillas de sésamo. Cubra la sartén con una capa fina de aceite. Cocine el pollo en pequeños grupos unos 3 minutos por cada lado y luego transferir al plato.

3. Batir el jengibre, el vinagre y la marinada reservada juntos y luego agregue el aceite mientras continúa batiendo el aderezo.

4. Mezclar todos los ingredientes de la ensalada en un tazón. Acomode su ensalada con los trozos de pollo de sésamo y mezclar con el aderezo y servir. Agregue un poco de sabor crujiente a su ensalada con algunos ideos fritos en aceite vegetal y disfrútela!

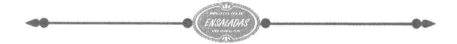

45. Deliciosa y Saludable Ensalada de Quinoa con Pimientos y Tomates

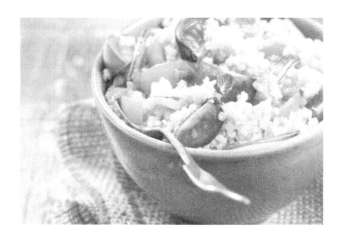

Puede usar el jugo de limón para cocinar la quinoa para esta deliciosa receta de ensalada, esto le da un sabor cítrico suave y aumenta su poder de desintoxicación. De hecho, el jugo de limón es excelente para desintoxicar su sistema y un truco maravilloso que quiero compartir es que una forma muy efectiva para limpiar y purificar su sistema digestivo es bebiendo cada mañana un vaso de agua tibia con jugo de limón. Usted se sorprenderá con los grandes resultados que obtiene con esta técnica tan sencilla y saludable que desintoxica su cuerpo y le ayuda a mantenerse más delgado.

Ingredientes:

- 1/ 2 taza de aceite de oliva virgen extra

- 2 tazas de quinoa, enjuagadas y escurridas

- 2 tazas de jugo de limón fresco

- 2 tazas de agua pura

- Sal de Mar

- Un pimiento amarillo orgánico grande

- Un pimiento rojo grande

- Media taza de piñones

- 1 cda. De vinagre de vino blanco

- 1 ½ pepino orgánico (cortado en rodajas)

- 1 tomate grande orgánico, sin semillas y finamente picado

- Pimienta Negra

- ¼ taza de albahaca finamente picada

- 1/ 4 taza de menta finamente picada

Método:

1. Utilice una olla para calentar el aceite de oliva extra-virgen. Cocinar la quinoa en la olla a fuego moderadamente alto, mientras se agita, hasta que se dore,

durante aprox. 4 minutos. Agregue el jugo de limón, agua pura y una cantidad considerable de sal marina y llevar a ebullición. Cocine a fuego lento durante 15 minutos, mientras que el jugo de limón es absorbido por la quinoa y el grano se convierte en transparente. Mueva la quinoa con un tenedor y extiéndalo sobre una bandeja de hornear hasta que se enfríe.

2. Mientras tanto, asar los pimientos amarillos y rojos directamente sobre una parrilla o una llama de gas, girando de forma esporádica, hasta que estén bien cocidos. Pase los pimientos a un bol y tape y cocínelos al vapor durante diez minutos. Retire la cáscara y las semillas de los pimientos y córtelos en dados de ¼ de pulgada. (1/2 cm)

3. Tostar los piñones a fuego moderado con un sartén mediano, mezcle de forma esporádica, hasta que estén dorados y fragantes, aprox. Durante cinco minutos. Mueva los piñones a un plato aparte para enfriarlos.

4. Batir el resto de 1 /4 de taza de aceite de oliva extra-virgen con el vinagre en un tazón grande. Añadir los piñones, la quinua, pimientos, tomate, pepino, menta y albahaca y mezcle bien, asegúrese de deshacer los grumos de la quinoa. Agregue sabor con sal marina y la pimienta negra a esta ensalada deliciosa y saludable.

Información nutricional:

Calorías por porción: 232 cal – 28 g de hidratos de carbono – 11 g de grasa – 3 g de fibra

1,5 g de grasa saturada – 7 g de proteínas

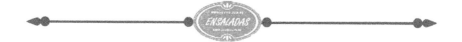

46. Deliciosa Ensalada de Aguacate y Camarones

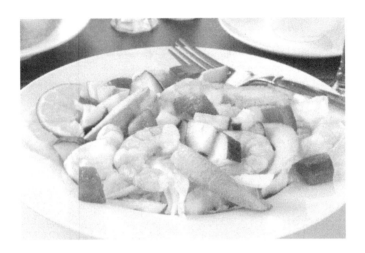

Porciones: 4

Ingredientes:

- ¼ taza de aceite de oliva extra-virgen

- ¼ taza de vinagre de vino blanco

- Una cebolla orgánica verde, finamente rebanada

- ½ libra de camarones pequeños, cocidos, desvenados y pelados

- 2 aguacates maduros orgánicos

- Lechuga

- 2 cucharadas de nueces o pistachos tostados picados

- Una cucharada de cilantro picado

- Rodajas de limón orgánicos para decorar

Instrucciones:

1. Mezcle las cebollas verdes orgánicas, el aceite y el vinagre en un bol. Picar los camarones en medio de pulgada (1.3 cms) y añadir a la mezcla de aceite.

2. Coloque las hojas de lechuga en platos individuales. Cortar el aguacate en medio y deshacerse de la pepa. Separe la pepa del aguacate y combine con los camarones. Usando un utensilio de cocina para cortar el aguacate o una cuchara, sacar con cuidado las mitades de aguacate de su piel en una sola pieza. Coloque la mitad del aguacate en el plato con lechuga. (Un utensilio para cortar el aguacate es una herramienta indispensable y muy práctica si usted se toma en serio la preparación de ensaladas).

3. Coloque la mezcla de camarones al aguacate. Espolvoree con cilantro y nueces. Disfrútela!

Servir con rodajas de limón para adornar y añadir unas gotas de jugo de limón y sal marina para sazonar esta receta saludable y maravillosa, es simplemente deliciosa y SUPER SALUDABLE!

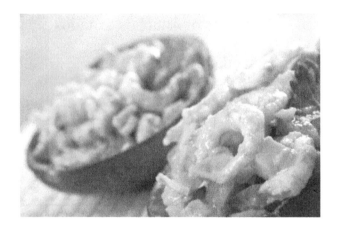

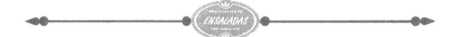
ENSALADAS

47. Deliciosa y Saludable Ensalada de Primavera con Queso Feta

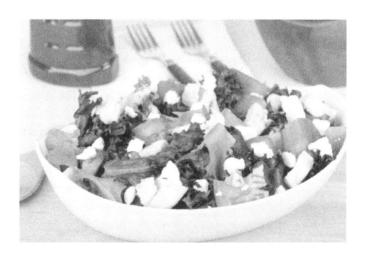

Porciones: 6

Ingredientes:

- 1 paquete (10 oz.) (283 gms) de hojas verdes para ensalada mixtas

- 1 aguacate maduro orgánico – pelado, sin semillas y picado

- 1 tomate orgánico maduro, picado

- 1onza de aceitunas negras, escurridas (28 gms)

- 6 pepperoncinis (una variedad de pimientos no muy picantes)

- ¼ taza de aceite de oliva extra-virgen

- 1 cda. De albahaca seca

- 2 cucharadas de vinagre blanco

- 2 cucharadas de sal de ajo

- 1 cda. De orégano orgánico seco

- 5 oz de queso feta (151 gms)

Método:

1. En un tazón grande, mezcle las verduras mixtas, aceitunas, tomate, aguacate y pepperoncini. Ponga esta mezcla aparte.

2. Mezcle el aceite, la sal de ajo, el vinagre, el orégano y la albahaca en un tazón pequeño. Verter sobre la mezcla de la ensalada y revuelva para cubrir. Espolvorear con el queso feta y disfrutar!

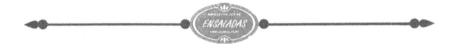

48. Deliciosa Ensalada de Rúcula, Aguacate y Sandía

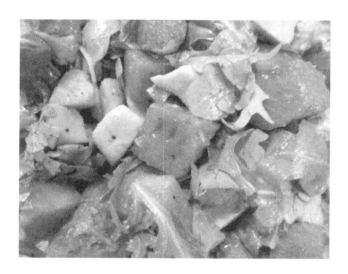

Esta es una ensalada deliciosa y refrescante excelente para la desintoxicación de su sistema y para perder peso. También es maravillosa para preservar su salud como parte de una dieta rica antioxidantes y nutrientes naturales.

Ingredientes:

- 5 onzas (141 gms) de rúcula orgánica, se lava y se centrifugan para secar

- 2 tazas de cubitos de sandía orgánica sin semillas

- Un aguacate orgánico, cortado en cubos

- aceite de oliva extra-virgen (1/8 de taza)

- Jugo de limón orgánico

- Sal marina y pimienta recién molida

- ¼ cda. De pimienta de cayena

Método:

1. Mezcle la rúcula y la sandía en una ensaladera grande. Póngalos aparte.

2. Mezcle el aceite de oliva extra-virgen, la pimienta de cayena, el jugo de limón y la sal y pimienta al gusto en un tazón mediano. Añadir cubitos de aguacate a la vinagreta y mezclar suavemente. Este es un paso importante para evitar que el aguacate se ponga negro-amarillo en la mezcla.

3. Ahora puede agregar el aguacate y la vinagreta al contenedor de ensaladas y revuelva suavemente para

mezclar. Use pimienta recién molida negra para sazonar su ensalada y déjela lista para disfrutar!

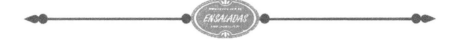

49. Refrescante Ensalada de Pomelo y Granada

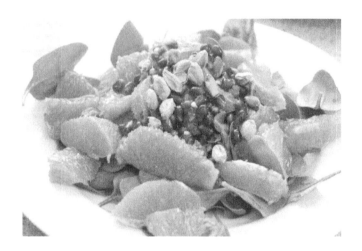

Porciones: 2

Ingredientes:

- 1 cucharada de chalota o escalonia (finamente picada)

- 1 cucharada de jugo de limón fresco

- 1 ½ cucharadas de aceite de oliva

- ¼ cucharadita de stevia liquida natural

- ¼ cucharadita de sal

- 1 pomelo (rosa o rojo)

- Hojas de mostaza ¼ lb (110 gms) (limpias y cortadas en ½ de pulgada (1.27 cms), 2 tazas)

- ¼ taza de dátiles secos (sin semillas y picados) o uvas pasas

- Semillas de granada

Método:

1. Mezcle la chalota y el jugo de limón en un tazón pequeño y dejar reposar durante unos 5 minutos. Agregue el aceite, la stevia liquida (o miel de abejas) y la sal.

2. Cortar la cáscara y cualquier parte blanca del pomelo con un cuchillo afilado, a continuación, cortar secciones libres de las membranas. Mezcle las hojas de mostaza con los dátiles o uvas pasas en un tazón grande.

3. Justo antes de servir, mezcle los ingredientes con aderezo y sal al gusto. Divida la ensalada en 2 platos y cúbrala con gajos de toronja.

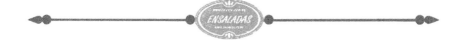

50. Deliciosa Ensalada de Cuscús y Granada

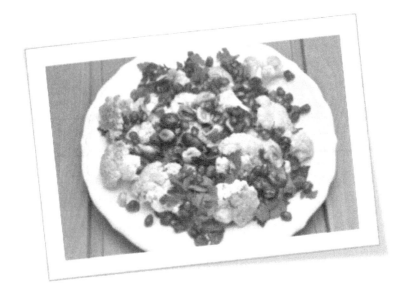

Para 2 personas

Ingredientes:

- 1 taza de cuscús

- Agua hirviendo

- 1 cda. De aceite de oliva extra-virgen

- 2 cdtas. De vinagre de jerez vino

- ½ cucharaditas de sal mediterránea

- 1 cdta. De jugo de limón

- 1 taza de cubitos de albaricoques secos

- 2 ½ tazas de semillas de granada

- 1 pimiento verde picado orgánico

- 1 taza de coliflor orgánico

Método:

1. Organizar el cuscús en un plato grande para mezclar. Añadir el aceite de oliva extra-virgen, la coliflor y el vinagre, la sal del mar Mediterráneo y el jugo de limón. Revuelva.

2. Verter agua hirviendo sobre el cuscús hasta que se cubra este. Revuelva. Agregue más agua pura si observa que el cuscús sigue estando seco. Cubrir el plato y dejar reposar durante aprox. 6 minutos.

3. Con un tenedor mover el cuscús para ablandar. Dependiendo de la consistencia del cuscús, añada más agua pura, tape y deje reposar por unos minutos.

4. Añadir las semillas de granada y el pimiento verde.

Tiempo de preparación: 10 minutos

Tiempo de cocción: 10 minutos, tiempo total: 20 minutos.

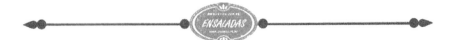

Conclusión:

Quiero darle las gracias por leer este libro de recetas saludables para su bienestar y salud y espero que disfrute de todas las combinaciones de ensaladas. Mi objetivo es ayudarle a tener una mejor forma de alimentarse más saludable mientras disfruta de la preparación de estas recetas de ensaladas limpias.

Comer limpio tiene muchos beneficios para la salud tales como tener mejores hábitos de sueño, el aumento de energía, la mejora del sistema inmunológico, desintoxicar el cuerpo, lograr una mejor digestión y obtener una pérdida de peso natural. Espero que esta dieta saludable le ayude a empezar con un estilo de vida y de alimentación más limpio. **Siempre cuide su cuerpo y adopte un estilo de vida más saludable, mi deseo para usted es una larga vida muy feliz y llena de salud!**

Quisiera pedirle el favor que deje un review positivo aquí:

http://tinyurl.com/recetas-de-ensaladas

si le ha gustado el contenido de este libro y sus recetas

MUCHAS GRACIAS!

Otros Libros Que Pueden Interesarle:

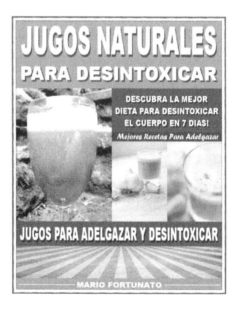

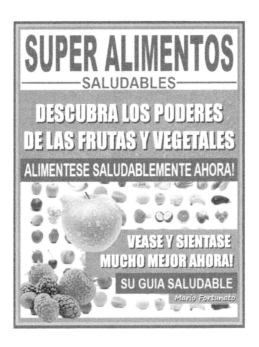

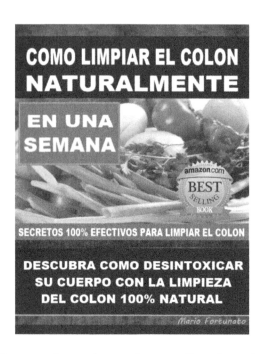

http://www.tinyurl.com/como-limpiar-el-colon

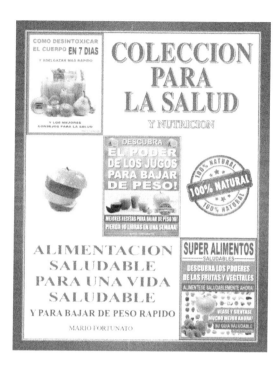

http://tinyurl.com/coleccion-para-salud

Made in the USA
Las Vegas, NV
01 November 2023